JN293644

思考過程と根拠がわかる

腹痛初期診療マニュアル

救急・プライマリケアでの鑑別診断と治療の鉄則

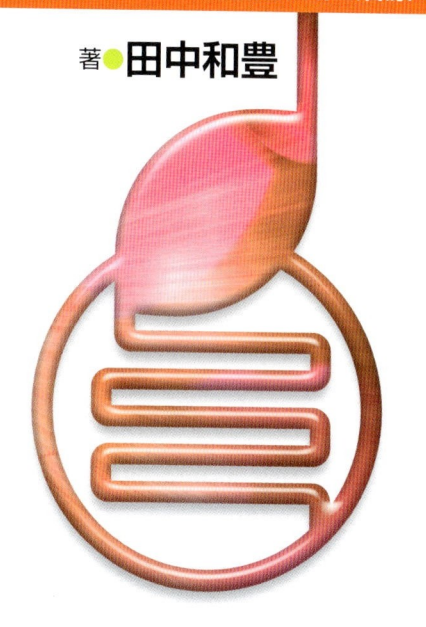

著●田中和豊

羊土社
YODOSHA

謹告

　本書に記載されている診断法・治療法に関しては，発行時点における最新の情報に基づき，正確を期するよう，執筆者，監修・編者ならびに出版社はそれぞれ最善の努力を払っております．しかし，医学，医療の進歩により，記載された内容が正確かつ完全ではなくなる場合もございます．

　したがって，実際の診断・治療の際，熟知していない医薬品の使用，検査の実施および判読にあたっては，まず医薬品添付文書や機器および試薬の説明書で確認され，また診療技術に関しては十分考慮されたうえで，常に細心の注意を払われるようお願いいたします．

　本書記載の診断法・治療法・医薬品・検査法・疾患への適応などが，その後の医学研究ならびに医療の進歩により本書発行後に変更された場合，その診断法・治療法・医薬品・検査法・疾患への適応などに伴う不測の事故に対して，著者，編者ならびに出版社はその責を負いかねますのでご了承ください．

序

この本を読んだ後にできるようになること，それは，
① 腹痛患者に対して最低限の診断と治療ができるようになること（腹痛患者を単に対症療法で帰宅させることではない！）
② 診断不明の腹痛患者を外来でフォローするか入院させることができるようになること
③ 確定診断がついた腹痛患者に対して適切な専門医に適切なタイミングでコンサルテーションできるようになること
です．

　この本は上記のように非常に初歩的なレベルを目標としています．したがって，この本の内容は各科専門医の先生方にとってはとても物足りない内容だと思います．しかし，実際プライマリ・ケア医として私が知っていること，および，実践していることはこの程度のことしかないのです．研修医の先生方は初期研修2年間の間にこれだけ身につけてもらえれば上出来です．

　本書の内容は紙面の関係で抽象的な原則論が中心になってしまいました．実際の個々の症例検討については，別冊ERマガジン（CBR）に連載中の「済生会福岡総合病院臨床教育部カンファレンス・リポート」をご覧ください．
　上記の目的が達せられるだけでなく，この本を読んで今まで敬遠していた腹痛患者を，次は一体どんな患者なのかとワクワクしながら診療できるようになってもらえれば幸いです．

2009年6月

田中和豊

思考過程と根拠がわかる

序
Color ATLAS ………………………………………… 7

第Ⅰ部　総論

1．基礎医学 ………………………………………… 12
1 解剖学　2 生理学　3 薬理学

2．診療のポイント ………………………………… 24
1 難敵腹痛　2 アプローチ　3 診断過程　4 医療面接　5 バイタル・サイン　6 身体診察　7 検査と治療の流れ　8 生理学的検査　9 画像検査　10 診断　11 治療　12 マネジメント

第Ⅱ部　各論

1．急性腹症へのアプローチ ……………………… 52
1 ショックを伴う急性腹症　2 出血性ショックを起こす急性腹症の鑑別診断　3 ショックを伴わない急性腹症

2．産婦人科的アプローチ ………………………… 61
1 産科疾患　2 婦人科疾患

3．外科的アプローチ ……………………………… 67

4．内科的アプローチ ……………………………… 76

5．精神科的アプローチ …………………………… 78

6．小児・高齢者へのアプローチ ………………… 79
1 小児へのアプローチ　2 高齢者へのアプローチ

7. 特殊な腹痛のパターン ……………………………… 81

第Ⅲ部　検査

1. 血液検査 ……………………………………………… 84
1 適応　2 白血球　3 Hb/Hct　4 血小板　5 BUN/Cre比　6 血糖　7 LD　8 BIL　9 肝胆膵酵素　10 アミラーゼ　11 原因不明の腹痛

2. 尿・便検査 …………………………………………… 92
1 妊娠反応　2 潜血　3 白血球反応　4 便CD反応　5 便培養

3. 画像検査

①単純X線写真 ………………………………………… 94
1 適応と禁忌　2 便秘　3 小腸閉塞　4 大腸閉塞　5 腸管の拡張　6 腹水　7 腫瘤　8 腸腰筋ラインの消失　9 free air　10 CT撮影基準

②CT ……………………………………………………… 105
1 適応　2 尿管結石　3 胃粘膜の肥大　4 腹水　5 free air (microbubble)　6 胆嚢炎　7 胆石胆嚢炎　8 総胆管結石　9 膵炎　10 腸管の病変検索　11 腎盂腎炎　12 上腸間膜動脈閉塞症　13 虫垂炎　14 憩室炎　15 虚血性大腸炎　16 CT値

③腹部エコー …………………………………………… 125
1 適応　2 胆石　3 水腎症　4 大動脈瘤

④内視鏡 ………………………………………………… 129
　適応と禁忌

第Ⅳ部　治療

1. 薬物療法 ……………………………………………… 132
1 総論　2 鎮痙薬　3 鎮痛薬　4 制吐薬　5 便秘薬　6 下痢薬　7 消化管ガス駆除薬　8 消化管蠕動改善薬　9 健胃薬　10 消化性潰瘍薬　11 向精神薬　12 妊娠の可能性のある女性の治療法

2. 非薬物療法 …………………………………………… 149
1 NGチューブ　2 腹水穿刺

3. 輸液・輸血療法 ……………………………………… 151
1 輸液　2 輸血

第Ⅴ部 疾患

1. コモン・ディジーズ

①消化管系 ········· 160
1 胃食道逆流症（GERD） 2 急性胃炎 3 消化性潰瘍 4 上部消化管出血 5 上部消化管穿孔 6 アニサキス症 7 急性腸炎 8 旅行者下痢症 9 偽膜性大腸炎 10 性行為感染症による急性腸炎 11 *Vibrio vulnificus* による急性腸炎 12 イレウス 13 急性虫垂炎 14 憩室炎 15 虚血性腸炎 16 便秘症 17 下部消化管穿孔

②肝胆膵系 ········· 171
1 肝炎 2 肝細胞癌 3 胆石症 4 胆嚢炎 5 総胆管結石 6 急性膵炎 7 慢性膵炎

③腎泌尿器系 ········· 176
1 尿路結石・水腎症 2 腎梗塞 3 膀胱炎 4 腎盂腎炎 5 精巣捻転

④血管系 ········· 181
1 急性大動脈解離 2 腹部大動脈瘤 3 急性腸間膜動脈虚血

⑤産婦人科系 ········· 185
1 妊娠 2 子宮外妊娠破裂 3 月経困難症・子宮筋腫 4 卵巣出血 5 卵巣捻転 6 骨盤内炎症症候群

⑥代謝・内分泌系 ········· 190
1 糖尿病性ケトアシドーシス 2 アルコール性ケトアシドーシス（AKA）

⑦腹壁 ········· 191
1 帯状疱疹 2 鼠径ヘルニア

2. レア・ディジーズ ········· 192
1 abdominal apoplexy 2 腹直筋血腫 3 尿膜管嚢胞 4 腎血管筋脂肪腫 5 鉛中毒 6 Chilaiditi症候群

略語一覧 ········· 198

索引 ········· 200

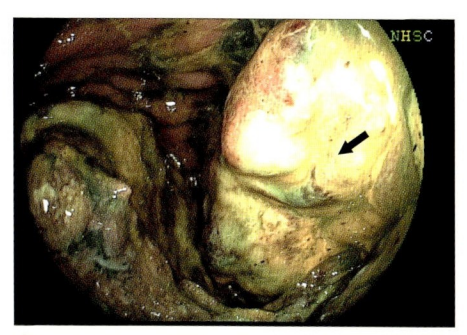

❶59歳男性．直腸癌による消化管閉塞の症例の内視鏡所見（➡）(p.70, 図3参照)

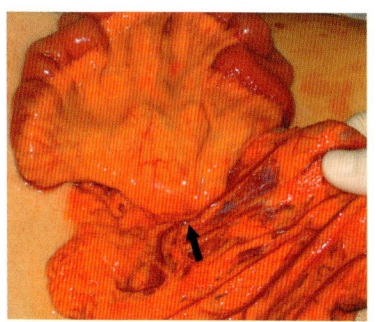

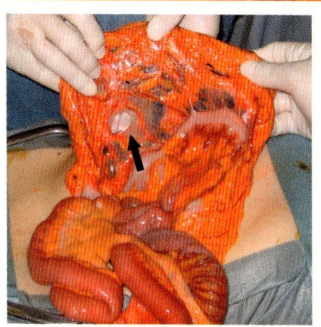

❷50歳．手術歴のない女性．鎮痛薬に反応しない腹痛．大網裂孔ヘルニアの確定診断 (p.72, 図5参照)

済生会福岡総合病院外科のご厚意による．手術所見．➡がヘルニア門．
ソセゴン®で改善しない急性腹症のため入院．腹痛増強を認めたために腹部造影CTをくり返した．緊急手術で大網裂孔ヘルニアと確定診断された．大網裂孔ヘルニアとは，大網にできた穴（ヘルニア門）に小腸が嵌頓した内ヘルニアの一種である．

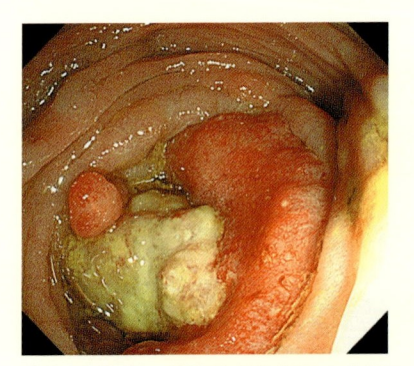

❸60歳男性．便臭を伴う嘔吐と腹痛を主訴に来院した．S状結腸癌による大腸閉塞（p.99，図3G参照）

下部内視鏡所見．S状結腸癌．

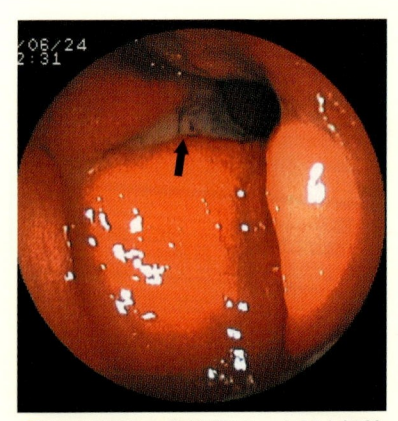

❹39歳男性．急性腹症．上部内視鏡所見．胃幽門部潰瘍（➡）
（p.109，図3参照）

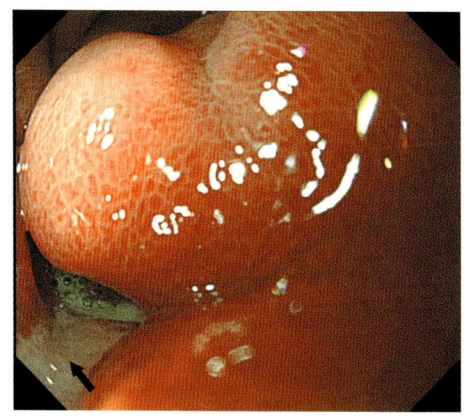

❺ 62歳男性．十二指腸潰瘍穿孔による腹水
（p.110，図4C参照）
上部内視鏡検査．十二指腸前下壁に穿孔部位と思われる瘢痕（→）が観察された．

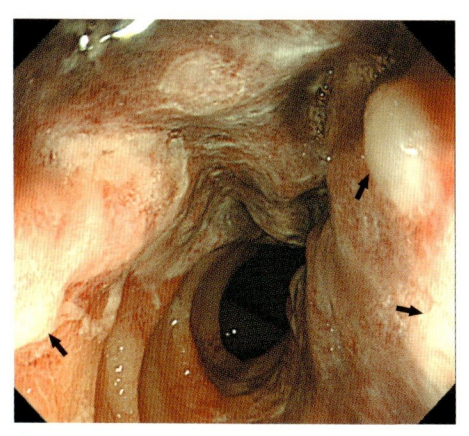

❻ 71歳男性．虚血性大腸炎．下部内視鏡所見
（p.123，図16参照）
S状結腸の浮腫．虚血性腸炎の所見（→）．

第Ⅰ部　総論

1. 基礎医学　　　　　　　12
2. 診療のポイント　　　　24

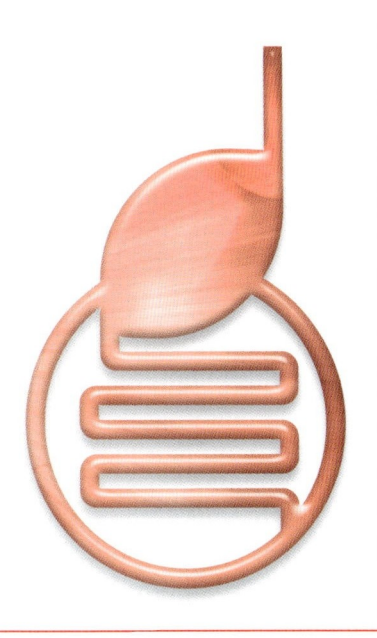

第I部 総論
1. 基礎医学

腹痛診療を行うにあたって当然知っておかなければならない基礎医学の知識を以下に列記する．これらの知識はあまりにも当たり前すぎて，診断学・内科学・外科学などの教科書にはいちいち記載されていないことも多い．

1 解剖学

鉄則！
腹腔の解剖を理解していない者の患者診療を禁止する！

1）腹腔

最初に臓器が入っている腹腔と骨盤腔という空間を3次元的に理解する．また，図1のように腹腔と骨盤腔を横断面で見ると，腹腔と骨盤腔は骨盤のへりという山で二分されてその上下は谷状になっていることがわかる．したがって，人間が臥位をとったとき，腹腔と骨盤腔の液体は図1のように腹腔と骨盤腔の背側に二分されて貯留することになる．

また，腹腔内には中央に脊椎という山があるので，図2の矢印のように腹腔内の液体は腹腔の両側壁の外側結腸傍隙を通って移動し，横隔膜下陥凹に貯留する（赤矢印A）．また，小網・胃・横行結腸の上に貯留した液体は，肝下陥凹を通って肝腎陥凹に流れ込み，最終的に横隔膜下陥凹に貯留する（赤矢印B）．

この腹水の流れの経路を知ることは，腹部エコーや腹部CT

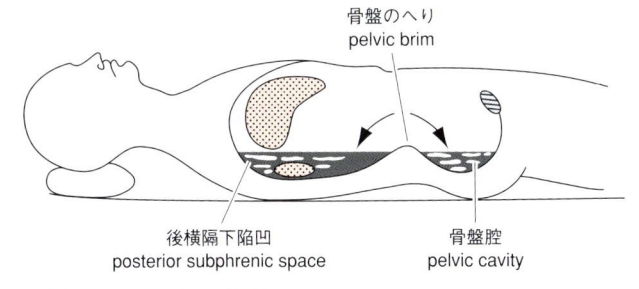

図1 ■ 腹腔と骨盤腔の横断図

参考文献1より改変.

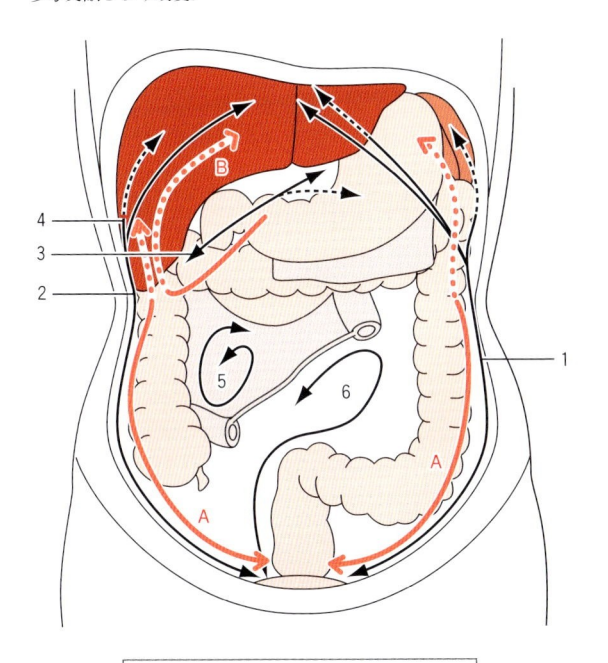

1	左外側結腸傍隙	4	肝腎陥凹
2	右外側結腸傍隙	5	右結腸傍区
3	肝下陥凹	6	左結腸傍区

図2 ■ 腹腔内の液体の流れ

参考文献2より著者改変.

で腹水を判読するときに重要である．また，手術で腹腔と骨盤腔にドレーンを留置するときには，この腹腔と骨盤腔の中の液体の流れを考えてドレーンを留置する．

> **ポイント**
> 腹腔という空間を三次元的に理解する．

2) 血管

図3〜5の，腹部臓器を養う動脈および静脈の走行を理解する．

3) 神経

腹腔内臓器を支配する交感神経と副交感神経を理解することも大切である．腹腔内臓器の血管および神経支配は，表1のように前腸・中腸・後腸という消化管の発生から理解することが大切である．消化管の副交感神経支配は特徴的で，横行

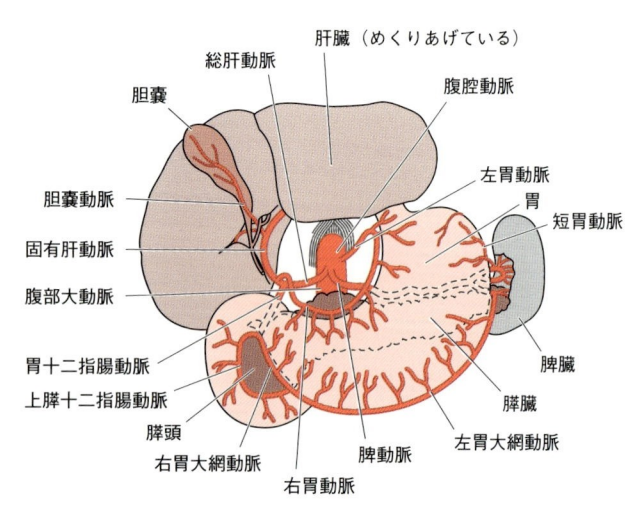

図3 ■ 上腹部臓器の動脈支配
参考文献3より著者改変．

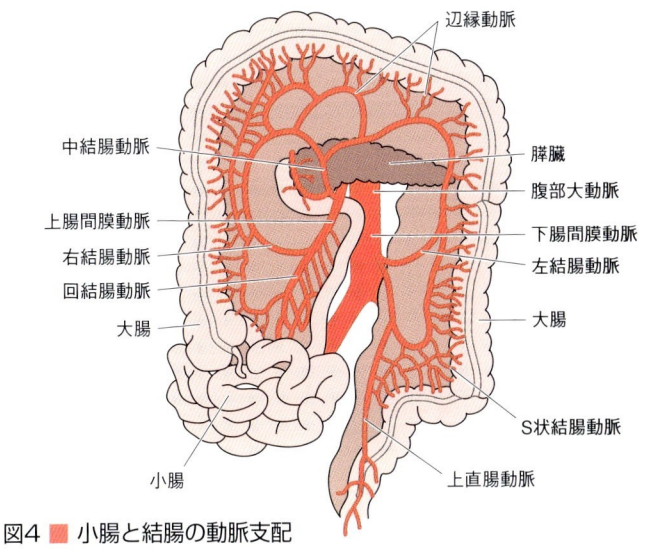

図4　小腸と結腸の動脈支配
参考文献3より著者改変.

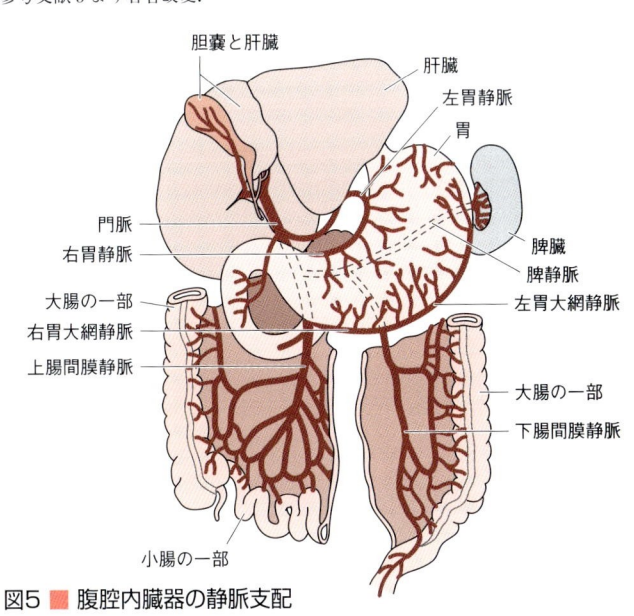

図5　腹腔内臓器の静脈支配
参考文献3より著者改変.

表1 ■ 消化管の発生（血管と神経支配）

矢印は発生学的な前腸・中腸・後腸の境界を示す．

			動脈	
口腔	←	前腸	大口蓋動脈 舌動脈 下歯槽動脈	
咽頭			上行咽頭動脈 下甲状腺動脈	
食道				
			食道動脈	
胃			腹腔動脈	左胃動脈 右胃，左・右大網動脈
十二指腸	）上部下行部※			上膵十二指腸動脈
	）水平部上行部	中腸	上腸間膜動脈	下膵十二指腸動脈
空腸				空腸動脈
回腸				回腸動脈
盲腸				回結腸動脈→虫垂動脈
上行結腸				右結腸動脈
横行結腸	）2/3 Griffith点			中結腸動脈
下行結腸	）1/3	後腸	下腸間膜動脈	左結腸動脈
S状結腸				S状結腸動脈
直腸	）上部 Sudeck点			上直腸動脈
	）中部 ）下部		内腸骨動脈	中直腸動脈 下直腸動脈
肛門上部				

※発生学的な背側膵と腹側膵の間

　結腸の3分の2までは脳神経である迷走神経が支配していて，それ以降は骨盤内臓神経が支配している．この知識は排便時の迷走神経反射などの病態生理を理解する上で重要である．

ポイント

腹腔の血管・神経支配を発生学から理解する．

静脈		交感神経		副交感神経		
大口蓋静脈 舌静脈 下歯槽静脈		C1	上頸神経節 →口腔腺	Ⅶ→顎下腺 Ⅸ→耳下腺		
咽頭静脈叢		T1〜4				
下甲状腺静脈		T5 〜 T9	大内臓神経	内臓神経節	迷走神経背側核	迷走神経 Ⅹ
奇・半奇静脈						
左胃静脈 右胃、左・右大網静脈				腹腔神経節		
門脈						
上腸間膜静脈	→門脈	T10 T11 T12	小内臓神経 最下内臓神経	上腸間膜動脈神経節		
	←空腸静脈					
	←回腸静脈					
	←回結腸静脈					
	←右結腸静脈					
	←中結腸静脈					
下腸間膜静脈	左結腸静脈	L1 〜 L4	腰内臓神経	下腸間膜動脈神経節	S2 〜 S4	骨盤内臓神経	骨盤内臓壁内神経節
	S状結腸静脈					
	上直腸静脈					
内腸骨静脈	中直腸静脈					
	下直腸静脈					

2 生理学

●疼痛[1]

鉄則！

疼痛の生理学を理解しない者の患者診療を禁止する！

「疼痛をどう分類する？」と医学生や研修医に質問すると，

表2 ■ 体性痛（1次痛）と内臓痛（2次痛）の相違点

	体性痛（1次痛）	内臓痛（2次痛）
性質	鋭い（刺されるような）	鈍い（締め付けられるような）
局在	高い（疼痛部位を指で指せる）	低い（疼痛部位が広い）
時間	持続的	間欠的
神経線維	Aδ	C
神経経路	新脊髄視床路	旧脊髄視床路
修飾	なし	あり Aβ線維と心理的修飾

平気で全く答えられない者が存在する！疼痛は患者の主訴で最も多い主訴の1つである．その疼痛のメカニズムや分類を知らなければ，患者の診療は不可能である．以下に記載する疼痛の生理学を理解しない医学生や研修医は，患者の安全のためにも患者の診療を慎むべきである．

疼痛はまず，発症から4〜6週間以内の急性疼痛と発症から4〜6週間以上の慢性疼痛に分類する．

①急性疼痛

急性疼痛は生理学で以下の3つに分類される．

> #### 急性疼痛の3つの分類
> ・体性痛（1次痛）：somatic pain（first pain）
> 　　　　　　　　　　＝ fast pain
> ・内臓痛（2次痛）：visceral pain（second pain）
> 　　　　　　　　　　＝ slow pain
> ・関連痛：referred pain（または放散痛：radiating pain）

A. 体性痛と内臓痛

体性痛と内臓痛には表2のような相違点がある．

腹痛の診療で，**腹痛が体性痛か内臓痛かを判断することは非常に重要である**．なぜならば，体性痛と内臓痛で緊急度が全く異なるからである．腹痛が体性痛ならば緊急性が高く，かつ，緊急手術などの緊急介入が必要な可能性が高い．逆に腹痛が内臓痛ならば緊急性は低く，緊急手術などの緊急介入が必要な可能性は低いのである．

ポイント

- 体性痛（1次痛）
  ⇒ 緊急性高い．緊急手術などの緊急介入の可能性が高い
- 内臓痛（2次痛）
  ⇒ 緊急性低い．緊急手術などの緊急介入の可能性が低い

この体性痛と内臓痛の鑑別で最も重要なのが，疼痛の性質（鋭いか鈍いか）と時間（持続的か間欠的か）である．**したがって，医療面接のとき疼痛についてこれらを聴くことが診断のために非常に重要になるのである．**

また，急性疼痛には上記の3つの疼痛以外にも「疝痛（colic）」と呼ばれる疼痛も存在する．この「疝痛（colic）」とは，平滑筋が攣縮したときに感じる重度の内臓痛である．**「締め付けられるような痛みがずっと続く」**のが特徴で，しばしば体性痛と紛らわしい場合がある．実際には内臓痛，疝痛と体性痛の鑑別には，筆者は医療面接と身体診察，そして，薬物への反応で総合的に行っている．

ポイント

疝痛は平滑筋が分布する臓器の疼痛である．

したがって，腹痛が疝痛ならば，平滑筋が分布する消化管・胆管・胆嚢・尿管や子宮の疾患を考える．

参考のために，軽度内臓痛，重度内臓痛（疝痛）と体性痛

表3 ■ 軽度内臓痛,重度内臓痛(疝痛)と体性痛の,身体所見と第1選択薬の例[5]

	軽度内臓痛	重度内臓痛(疝痛)	体性痛
圧痛	＋	＋	＋
筋性防御	－	＋	＋
反跳圧痛	－	－	＋
第1選択薬の例	ブチルスコポラミン臭化物 (ブスコパン®)		ペンタゾシン (ソセゴン®)

の,身体所見と第1選択薬の例の相違点を表3にまとめる.

ここで,**筋性防御**とは腹壁に手を押し込んだときに筋肉が収縮緊張して,あたかも手による押し込みを防御するような反応を言う.これに対して,**板状硬**とは腹部を手で触れていないのに腹壁が硬く緊張している状態で,これだけですでに腹壁刺激徴候である.

体性痛が疑われるときには,表3のように第1選択薬としてソセゴン®を使用してもよいが,体性痛と類似した疝痛を完全に否定したいときには,ダメモトでブスコパン®を投与して効果がないことを確認してからソセゴン®を投与する方法もある.ブスコパン®静注で腹痛が完全に消失する場合には,腹痛の原因疾患となる致死的な疾患は否定的である.

疝痛も含めて内臓痛は,疼痛の部位が「蠕動運動する平滑筋が存在する臓器」にあることを意味している.蠕動運動する平滑筋が存在する臓器とは,具体的に消化管・胆管・尿管・卵管などである.したがって,腹痛が内臓痛である場合にはこれらの臓器の疾患を第1に考える.

B. 関連痛

関連痛は疾患の臓器を特定する上で非常に重要である.以下に腹痛診療で重要な関連痛を示す.

腹痛診療で重要な関連痛

【左肩に放散する上腹部痛】
・急性膵炎，横隔膜下膿瘍，心血管疾患
【右肩に放散する右上腹部痛】
・肝胆疾患，横隔膜下膿瘍，心血管疾患
【背部痛を伴う腹痛】
・後腹膜臓器疾患，心血管疾患
【上腹部鈍痛から移動し右下腹部に限局する疼痛】
・急性虫垂炎

ポイント

臓器の特定には，関連痛が役立つ．

疼痛自体の性状だけではなく，関連痛でも疾患臓器の特定が可能である．

②慢性疼痛

発症から4〜6週間以上の慢性疼痛は以下のように分類する．

慢性疼痛の分類

【侵害受容痛】(nociceptive pain)
・体性痛 (somatic pain)
・内臓痛 (visceral pain)
【神経障害痛】(neuropathic pain)
・交感神経媒介痛 (sympathetically mediated pain)
・非交感神経媒介痛 (nonsympathetically mediated pain)
・中枢痛 (central pain)

神経障害痛である交感神経媒介痛は，自律神経に随伴する

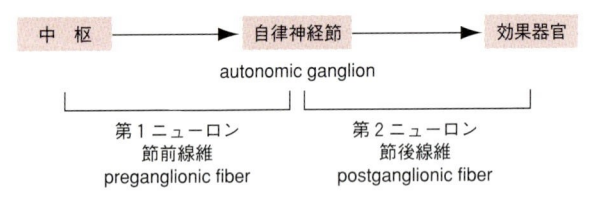

```
中枢 ━━━━▶ 自律神経節 ━━━━▶ 効果器官
              autonomic ganglion
    ├─────────────┤├─────────────┤
        第1ニューロン       第2ニューロン
         節前線維            節後線維
      preganglionic fiber  postganglionic fiber
```

図6 ■ 自律神経の遠心路

末梢神経から生じる疼痛である．例えば，末梢神経が外傷などによる損傷の後に焼け付くような疼痛と自律神経障害をきたすカウザルギーがある．一方，非交感神経媒介痛とは，帯状疱疹後神経痛のように自律神経に随伴しない末梢神経から生じる疼痛である．中枢痛とは，切断肢後の幻視痛のように中枢神経の異常で生じる疼痛である．

体性痛は長期間鎮痛薬や治療なしで過ごすことは難しいので，病院を長期間受診せずに慢性疼痛がある腹痛は内臓痛が多い．

3 薬理学

腹腔内の内臓は自律神経で支配される．自律神経の中枢神経からの遠心路は，図6のように自律神経節を介して2本のニューロンで構成される．

自律神経に限らずに末梢神経のシナプスは，その種類によって伝達物質が決まっている．末梢神経の種類とそれぞれの末梢神経のシナプスの伝達物質を図7に示す．

この中で腹痛を理解する上で特に重要なのは，副交感神経系の副交感神経効果器接合部である．つまり，腹腔内の内臓の平滑筋を支配する神経は，ムスカリン様作用のアセチルコリンを神経伝達物質とするのである．したがって，腹腔内の

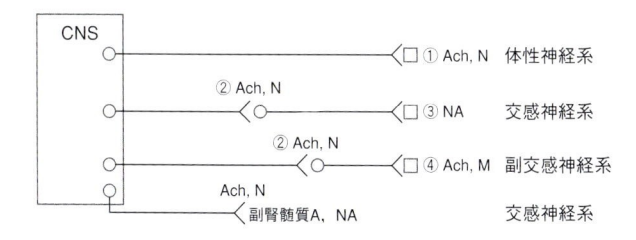

```
CNS ─○─────────────────────< □ ① Ach, N   体性神経系
    ─○──② Ach, N──◇──< □ ③ NA      交感神経系
    ─○──② Ach, N──◇──< □ ④ Ach, M  副交感神経系
    ─○──Ach, N──< 副腎髄質A、NA       交感神経系
```

① 神経筋接合部	体性神経系
② 自律神経節シナプス	自律神経系
③ 交感神経効果器接合部	交感神経系
④ 副交感神経効果器接合部	副交感神経系

CNS：中枢神経系，Ach：アセチルコリン，N：ニコチン，
NA：ノルアドレナリン，M：ムスカリン，A：アドレナリン

図7 ■ 末梢神経系遠心路のシナプス

内臓の平滑筋の攣縮による疝痛の治療には，原則としてこのムスカリン様作用のアセチルコリンを阻害する抗コリン薬を使用する．

参考文献・ホームページ

1）「スネル 臨床解剖学 第2版」（山内昭雄，飯野晃啓 訳），メディカル・サイエンス・インターナショナル, 257, 1993
2）腹腔．「分冊 解剖学アトラスⅡ 第4版」（越智淳三 訳），文光堂, 242-243, 1995
3）「ロス＆ウィルソン 健康と病気のしくみがわかる解剖生理学」（島田達生，小林邦彦，渡辺 皓 監訳），西村書店, 307-308, 2000
4）腹痛．「問題解決型救急初期診療」（田中和豊 著），医学書院, 106-126, 2003
5）［週間達人通信］Dr. 田中の初期診療アプローチ＜痛み編＞
　　第1回 疼痛の分類と意義．（田中和豊 著）
　　http://www.carenet.com/expert/tanaka/index.aspx
　　（2009年5月現在．閲覧にはcarenet.comへの会員登録が必要）

1 難敵腹痛

　腹痛は難敵である．腹痛が難敵である理由の第1はその診断の難しさで，第2はそのマネジメントの難しさによる．

　腹痛の診断の難しさは，その鑑別診断の多さによる．腹腔内には多くの臓器が存在し，それらの臓器は体表から観察することができない．つまり，腹痛の診断とは多くの臓器が入ったブラックボックスの中で何が起こっているかを，そのブラックボックスを開けずに推測することなのである．

　また，腹痛のマネジメントの難しさは腹痛の診断の難しさに起因する．腹痛の治療をしても往々にして腹痛が良くならないのは，必ずしも最初の診断が正しくないからである．そして仮に腹痛の診断が正しくても治療に反応しないことがあるのは，正しい診断に対しても必ずしも行った治療法が有効でないことがあるためである．

　このような難敵の腹痛の診療を苦手にしている医師も多いと思う．**しかし，このことは言い換えると，鑑別診断も多くマネジメントも決めがたい腹痛の診療こそが医師としての腕の見せ所であるとも言える．**

　日本では「女性の腹痛は産婦人科医が診察する」あるいは「女性以外の腹痛は外科医が診察する」などという悪しき風習がいまだに存在する．しかし，**鑑別診断の多さから，腹痛という症候こそが専門医ではなくプライマリ・ケア医が最初に診療し，必要があれば専門医にコンサルテーションすべき症候である．**したがって，**本書では腹痛を医師誰もができるだけ系統的に正確に診断し，かつ安全にマネジメントする「方法」を探ることにする．**

```
                        重症か？否か？
                       ↙              ↘
重症ならば,                           重症でないならば,
第Ⅱ部1．急性腹症へのアプローチの        通常の診療過程
稿（p.52）を参照
```

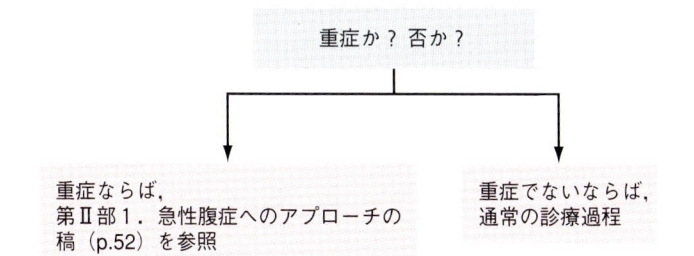

図1 ■ 腹痛患者へのアプローチの鉄則

2 アプローチ

　腹痛を呈する疾患には軽症なものから致死的な重症疾患までが存在する．したがって，腹痛を診療する医師は病状によって対応を変えなければならない．腹痛患者には原則として図1のように対応する．重症か否か判断に迷う場合には，安全のために重症として扱う．また，最初に重症でない患者が途中から重症に急変した場合には，医療面接などが途中でもその続きを行うのではなく，いち早く治療を優先して行うべきである．

3 診断過程

　腹痛の多岐にわたる鑑別診断を考えるとき，筆者は図2のような順序で系統的に診断を特定している．

　どんなに診断が明白であると考えられる症例においても，図2の診断過程で他の鑑別診断を否定することが重要である．他の鑑別診断を否定する方法は，必ずしも検査や画像でなくてもよい．すなわち，医療面接と身体診察で他の鑑別診断が否定的であればそれで十分なことも多い．

　誤診を防ぐために大切なのは，どんなに簡単そうな症例に

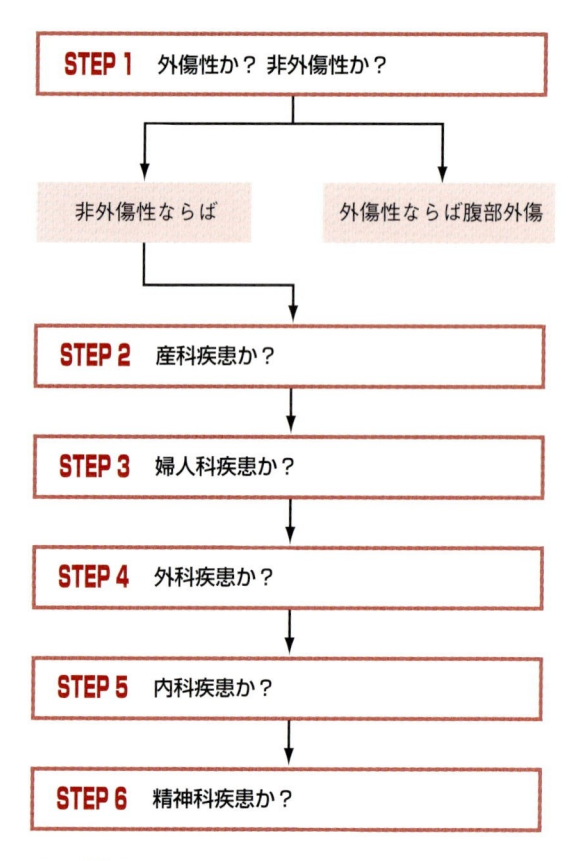

```
┌─────────────────────────────────────────────┐
│ STEP 1   外傷性か？ 非外傷性か？              │
└─────────────────────────────────────────────┘
          │
    ┌─────┴─────┐
    ▼           ▼
 非外傷性ならば   外傷性ならば腹部外傷
    │
    ▼
┌─────────────────────────────────────────────┐
│ STEP 2   産科疾患か？                        │
└─────────────────────────────────────────────┘
          │
          ▼
┌─────────────────────────────────────────────┐
│ STEP 3   婦人科疾患か？                      │
└─────────────────────────────────────────────┘
          │
          ▼
┌─────────────────────────────────────────────┐
│ STEP 4   外科疾患か？                        │
└─────────────────────────────────────────────┘
          │
          ▼
┌─────────────────────────────────────────────┐
│ STEP 5   内科疾患か？                        │
└─────────────────────────────────────────────┘
          │
          ▼
┌─────────────────────────────────────────────┐
│ STEP 6   精神科疾患か？                      │
└─────────────────────────────────────────────┘
```

図2 ■ 腹痛の鑑別診断過程のフローチャート
参考文献1より転載.

ついても絶対に直感だけで診断しないことである．直感的に診断が明らかな症例についても，他の鑑別診断を否定する客観的で必要十分な証拠を集めることが大切である．誤診は大抵が「決め付け診断」だけで横着して，他の鑑別診断を否定する必要な労力を惜しんでいることが原因である．

表 ■ 医療面接で聴取すべき項目

聴取すべき項目
1）現病歴
2）既往歴
3）産婦人科歴
4）家族歴
5）社会歴
6）薬物
7）アレルギー
8）システム・レビュー

4 医療面接

診断の第1歩は詳細な医療面接である．誤診を防ぐためにも，どんな症例にも表のすべての項目を聴くことを忘れないようにすべきである．

1）現病歴

疼痛の症状解析に必要な「**7つの要素**」あるいは「**PQRST**」を必ず聴く．

7つの要素

- 部位：Location
- 性質：Quality
- 強度：Quantity
- 時間性：Chronology
- 状況：Setting
- 増悪緩和因子：Aggravating-Alleviating Factors
- 随伴症状：Associated Manifestations

> **PQRST**
> - 増悪緩和因子:Provocative-Palliative Factors
> - 性質:Quality
> - 部位:Region
> - 強度:Severity
> - 時間的特徴:Temporal Characteristics

 犯罪捜査で証拠探しのための聞き込み調査が重要であるように,診療でも医療面接が重要である.したがって,医療面接において上記すべての項目について聴取することができなければならない.

鉄則!
医療面接できぬ者の患者診療を禁止する!

 これらの必要な情報を収集して,腹痛が体性痛・内臓痛・疝痛・関連痛のどれなのかを判断して,疾患の局在,つまり,疾患の臓器を推定するのである.また,同時に疾患の病態も推測する.つまり,先天性・炎症性・腫瘍性・血管性・外傷性などの病態を推定するのである.

 現病歴で疾患の部位と病態が推定できれば,診断は狭められる.そして,診断を確定するために,身体診察と検査を行い,それらの情報を総合して最終的に診断するのである(図3).また,外傷の場合には受傷機転を詳細に聴く.

2) 既往歴

 過去の疾患歴や入院歴などを聴く.腹痛の場合,**腹部手術歴は絶対に聴くこと**.また,「盲腸(虫垂炎)の手術はしましたか?」と具体的に質問することも重要である.「手術を受けたことがありますか?」という質問に「ありません」と答え

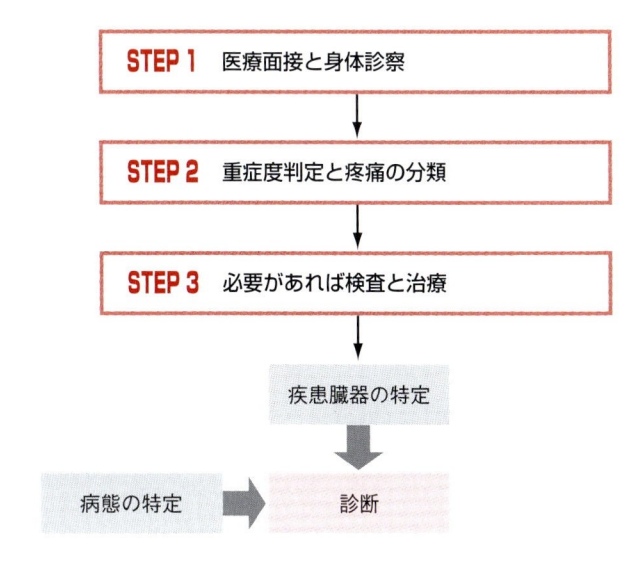

```
STEP 1   医療面接と身体診察
            ↓
STEP 2   重症度判定と疼痛の分類
            ↓
STEP 3   必要があれば検査と治療
            ↓
        疾患臓器の特定
            ↓
病態の特定 ➡ 診断
```

図3 ■ 腹痛診療の流れ

た患者に,「では,盲腸の手術を受けたことがありますか?」と尋ねると「あります」と答えることがある.虫垂炎について患者に質問するときには一般用語で「盲腸」という言葉を用いた方が患者は理解しやすい.しかし,盲腸の手術を病歴に記載するときには医療関係者の書類であるので「盲腸の手術」ではなく「虫垂炎手術」と記載しよう.

このほか,健診でのバリウム検査や胃カメラの検査を受けたことがあるか,また,受けたとしたらいつでその結果はどうであったかなどを聴くことも大切である.

消化性潰瘍の患者ではピロリ菌を除菌したかどうかも聴いた方がよい.ピロリ菌除菌後の消化性潰瘍の再発率は低いので,診断が消化性潰瘍である確率は低い.また,ピロリ菌の除菌療法が日本で保険適応になったのは2000年11月1日であるので,それ以前に消化性潰瘍の既往歴がある患者は除菌さ

れていないと考えてよい．

感染症を考えるときには海外渡航歴なども聴く．

3) 産婦人科歴

妊娠出産歴と最終月経，そして，妊娠可能な年齢の患者であれば妊娠の可能性について聴く．妊娠出産歴は，妊娠回数（G），出産回数（P）と流産（人工中絶）回数（A）を聴き，GxPyAz（x=y+zになるはず）などと記載する．最終月経（last menstrual period：LMP）を記載し，妊娠の可能性も尋ねる．

妊娠の可能性について質問は，「診断に必要な情報ですのでお聞きしますが，妊娠の可能性はありますか？」などと患者に質問の意味を説明する前置きをしてから尋ねる．いきなり「妊娠してますか？」などと聴かない．また，妊娠の可能性については，患者が「絶対にありません」と答えても病歴には「妊娠の可能性絶対になし」ではなく「妊娠の可能性**否定**」と記載する．これは，患者が実際に妊娠を否定しても妊娠反応が陽性になることがあるからである．このような場合もあるので，妊娠は原則として尿妊娠反応検査で**客観的**に否定すべきである．妊娠を間違って否定すると診断が全く異なる方向に行ってしまう．

4) 家族歴

腹痛が家族性に発症する遺伝性疾患がある．急性間欠性ポルフィリアや家族性地中海熱などの疾患である．また，SLEなどの膠原病でも腹痛を起こしえる．また，腹痛は遺伝性疾患以外に，鉛中毒やきのこ中毒のような中毒でも家族性に発症しえる．

5) 社会歴

職業・生活習慣やアルコール摂取歴などについて聴く．慢

性アルコール依存症の患者が断食・断酒した後に，腹痛・嘔気・嘔吐を呈するアルコール性ケトアシドーシス（AKA）は見過ごされやすい．

6) 薬物

NSAIDはNSAID潰瘍を起こし腹痛を起こす．カルシウム拮抗薬は便秘による腹痛を起こすことがある．また，麻薬の禁断症状としても腹痛が起こることがある．ステロイド薬を服用しているときには，消化性潰瘍や感染症を強く疑う．

7) アレルギー

アレルギーの一症状として腹痛が起こることがある．また，アレルギー歴は治療の際に薬物を選択する上で絶対に必要である．

8) システム・レビュー

現病歴で推定した疾患の部位を確認するために，随伴症状を再度チェックする．この場合，以下のように臓器別に系統的に随伴症状をチェックする．

```
・呼吸系　　：咳・痰，喀血，呼吸困難など
・循環器系　：胸痛・動悸・呼吸困難など
・消化器系　：嘔気・嘔吐・下痢・便秘・吐血・下血・メ
　　　　　　　レナ（黒色便）など
・血管系　　：背部痛・下肢のしびれなど
・泌尿器系　：背部痛・嘔気・嘔吐・排尿時痛・残尿感・
　　　　　　　尿量減少・頻尿など
・婦人科系　：背部痛・不正出血・帯下など
・感染系　　：発熱・悪寒・戦慄など
```

5 バイタル・サイン

　どんな軽症の患者でも少なくとも血圧と体温の測定は行った方がよい．血圧が低い患者は原則として重症患者とし，第Ⅱ部1．急性腹症へのアプローチ（p.52）のように対処する．

　血圧と脈拍異常のパターンからはある程度病態が推測できる．

> ・**血圧↓，脈拍↓**
> ⇒迷走神経反射，心原性ショック（特に右冠動脈閉塞），神経原性ショック，急性大動脈解離など
> ・**血圧↓，脈拍↑**
> ⇒低容量性ショック，アナフィラキシー・ショック，敗血症性ショック（cold shock），心原性ショック，閉塞性ショック，急性副腎不全など
> ・**血圧↑，脈拍↑**
> ⇒疼痛による交感神経緊張，急性冠症候群，急性大動脈解離，交感神経刺激物質中毒，抗コリン作用あるいは副交感神経遮断薬中毒，敗血症性ショック（warm phase）やアナフィラキシー・ショックなど

　抗菌薬，NSAIDやステロイド薬を内服している患者は，発熱がなくても感染症を完全に否定できないことに注意する．

6 身体診察

　腹痛の患者であるので，腹部の診察が重要であるのは言うまでもない．しかし，腹部以外の胸腔内臓器や全身性疾患も腹痛を呈しえることを考えると，身体診察は腹部に焦点を当てて，**かつ，全身を診察しなければならない．**

> **ポイント**
>
> 腹腔内臓器だけでなく,胸腔内臓器や全身性疾患も腹痛を起こす.つまり,「腹痛＝腹腔内臓器の病変」ではない.

医療面接でも現病歴だけをとるのではないように,身体診察でも下記のように系統的に全身の診察をすることが大切である.

系統的身体診察

- 全身状態:安定しているか？腹痛で苦悶状態か？などを診る
- 頭頸部:眼瞼結膜の貧血,眼球結膜の黄疸などを診る
- 胸部:心音と呼吸音を聴診する
- 腹部:フォーカスを当てて鑑別診断を考えながら診察する
- 背部:肋骨脊椎角(CVA)叩打痛,脊椎叩打痛などを診察する
- 骨盤:外傷のときには骨盤の変形なども診る
- 四肢:浮腫がないかどうか診る
- 神経学的所見:腹痛では関係することは少ないが,おおまかに麻痺やしびれがないか診る

焦点となる腹部診察では,Look(視診)–Listen(聴診)–Feel(触診)の順に鑑別診断を絞りながら診察する.

腹部診察

【Look(視診)】
- 手術痕,静脈怒張や腹部膨満がないかどうかを診る.手術痕は,医療面接のとき聴いた手術痕と合うかどうかを確認する.腹部診察の手術痕で患者が忘れていた手術歴を確認することができることもある

- **鼠径ヘルニアや大腿ヘルニアは見逃されることがあるので,できるだけ鼠径部や大腿部まで診察する**
- **精巣捻転も腹痛で発症することがあるので,必要があれば陰部の診察も行う**

【Listen(聴診)】
- 腸音が亢進しているか,減弱しているかを聴診する

【Feel(触診)】
- 打診で鼓音が聴取できれば消化管内にガスが貯留していると考えられる
- 圧痛は,疼痛部位から遠い部位から始めて最後に疼痛部位を触診する.このとき,圧痛,筋性防御,反跳圧痛がないかを確認する
- 疾患特異的な徴候の有無も確認する.肝胆系疾患を疑うならば,Murphy's sign,虫垂炎を疑うならMcBurney点圧痛とpsoas signを確認する

このほか,必要があれば陰部の診察や直腸診をする.また,**婦人科的診察は日本ではまだプライマリ・ケア医が行うことにコンセンサスがないので,産婦人科医が行った方が無難である.**

ポイント

「上腹部痛=上腹部の臓器の病変」,「下腹部痛=下腹部の臓器の病変」ではない.

急性虫垂炎が上腹部痛で発症したり,胃や腎臓のように下垂しうる臓器は中下腹部痛を起こしうる.また,骨盤内炎症症候群が肝周囲まで及んだFitz-Hugh-Curtis syndromeは,原疾患は下腹部にあるが上腹部痛を起こす.このような場合には腹部診察所見が重要となる.すなわち,上腹部痛で発症する急性虫垂炎ではMcBurney点に圧痛や反跳圧痛があることが

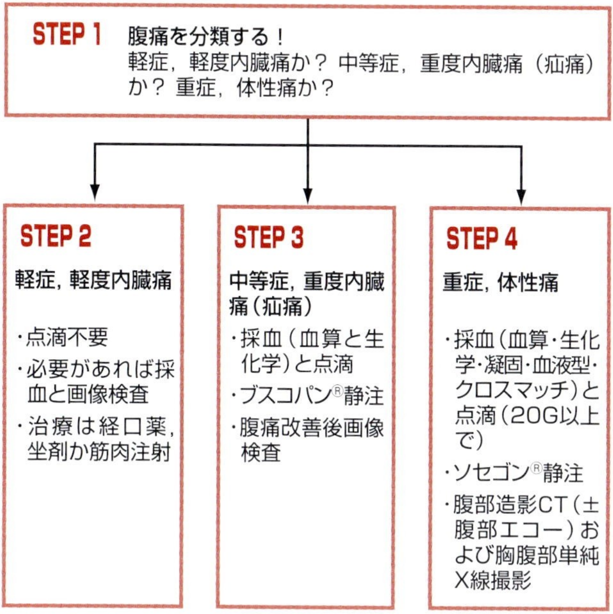

STEP 1
腹痛を分類する！
軽症，軽度内臓痛か？ 中等症，重度内臓痛（疝痛）か？ 重症，体性痛か？

STEP 2
軽症，軽度内臓痛

・点滴不要
・必要があれば採血と画像検査
・治療は経口薬，坐剤か筋肉注射

STEP 3
中等症，重度内臓痛（疝痛）

・採血（血算と生化学）と点滴
・ブスコパン®静注
・腹痛改善後画像検査

STEP 4
重症，体性痛

・採血（血算・生化学・凝固・血液型・クロスマッチ）と点滴（20G以上で）
・ソセゴン®静注
・腹部造影CT（±腹部エコー）および胸腹部単純X線撮影

図4 ■ 腹痛の検査・治療のフローチャート

あり，骨盤内炎症症候群によるFitz-Hugh-Curtis syndromeは下腹部圧痛だけでなく右上腹部にも圧痛が認められることがあるのである．

身体診察で重要なことは，消化管か胆嚢かなどの疾患臓器の局在を推測すること，そして，腹痛を内臓痛か体性痛か判断することによって，採血・点滴および画像検査の必要性を判定することである．

7 検査と治療の流れ

腹痛の患者に採血と点滴をするかしないかは，図4のように判断する．

筆者は図4のように重症度を3つに分類して対応を変えている．重症度がどれに分類するか迷う場合には必ず，より重症の分類で対処すべきである．つまり，over triageするのである．

8 生理学的検査

1）採血

鑑別診断を考えて，必要があれば血算・生化学の採血検査をする．手術適応になる疾患や，消化管出血や腹部大動脈瘤破裂などの出血性疾患を疑う場合では，血液型・クロスマッチと凝固能検査も追加する．糖尿病性ケトアシドーシスを疑う場合には，血糖もチェックする．

また，輸液の適応や静脈注射の可能性がある場合には点滴ラインも確保する．輸血や造影剤を用いる可能性があるときには，20G以上の太いアンギオ針で血管を確保する．

2）動脈血採血

ショックや糖尿病性ケトアシドーシスなどの代謝性アシドーシスおよび嘔吐による代謝性アルカローシスを疑う場合には，動脈血採血を行う．

3）心電図

上腹部痛で心疾患を疑う場合や不整脈がある場合，そして，入院適応になる患者には心電図検査を行う．

4）尿

産婦人科疾患，腎泌尿器科疾患，そして，ケトーシスを疑う場合には，尿検査を行う．妊娠の可能性のある女性では，医療面接だけではなく，原則として全員，尿検査による妊娠反応検査を行う．

9 画像検査

画像検査は必ず鑑別診断を考えてオーダーする．

画像検査の適応

①単純X線写真
適応：
- 腹痛のスクリーニング
- 消化管閉塞を疑う場合
- 便秘を疑う場合

②エコー
適応：
胆石，胆嚢炎，総胆管結石，水腎症，腹部大動脈瘤，子宮外妊娠破裂，腹腔内出血など．

適応外：
消化管穿孔，便秘，ガス痛など．

③CT
適応：
- 重症急性腹症
- 腹膜刺激症状（筋性防御，反跳圧痛など）
- 鎮痛薬でコントロールされない腹痛
- 激しい嘔吐（腹痛や腹部所見がなくても**急性虫垂炎**の可能性あり）
- 末梢血白血球＞15,000個/mm^3
- Murphy's sign陽性のとき
- 尿管結石を疑うとき（単純CTでよい）
- 腹部単純X線写真で以下の所見が疑われるとき
  a) 機械的閉塞（閉塞性便秘，絞扼性イレウス，内ヘルニア，大腸閉塞など）
  b) 腹水
  c) 腫瘤
  d) 後腹膜腫瘍あるいは血腫

1）単純X線

腹部単純X線検査は原則として2方向（立位と臥位）で撮影する．これはair-fluid level（いわゆるniveau）や腹水の有無を観察するためである．腹部単純X線検査の2方向とは，立位と臥位で，正面と側面ではないので注意する必要がある．立位の腹部単純X線写真は患者が起立できないと撮影できないので，オーダーするときには必ず患者が起立可能かを確認する．

また，腹部単純X線検査は造影CTの後に撮影すると，IVP（経静脈的腎盂造影）の代わりになる．尿管結石や腎泌尿器系の外傷を疑う場合にはこのように造影CTの後に腹部単純X線検査を行ってもよい．ただし，この場合腎臓・尿管と膀胱が撮影されていなければならないので，放射線科技師にKUBで撮影するように依頼する．

入院になる患者や上腹部痛の患者は胸腔内臓器の疾患も考えて，胸部単純X線写真も追加する．

腹部単純X線写真は，腸管内の便やガスの状態などを把握するのに非常に優れている．便秘やガス痛などの機能的な疾患の診断に有用である．

2）腹部エコー

日本人医師は腹痛の患者にルーチンに腹部エコーの検査をする人が多いが，それは適切ではない．腹部エコーには診断するために有意義な疾患とそうでない疾患があるので，その適応を考えて腹部エコーを施行すべきである． 以下に腹部エコー検査が有意義な疾患とそうでない疾患を示す．

腹部エコー検査が有意義な疾患
胆石，胆嚢炎，総胆管結石，水腎症，腹部大動脈瘤，子宮外妊娠破裂，腹腔内出血など

また，術者の技能によっては，AGMLや急性腸炎を診断す

> **腹部エコー検査が有意義でない疾患**
> 消化管穿孔，便秘，ガス痛など

　大切なのは腹部エコー所見がそのまま腹痛の診断にはならないことである．腹部エコーの所見は必ず臨床的に評価して診断・治療を行うべきである．

　例えば，次のような例を考えよう．ある医師は心窩部痛の患者に胆石を疑って腹部エコー検査を行った．すると，胆嚢に胆石があったので「胆石症」と診断し，腹痛は鎮痙薬投与で軽快したので帰宅させた．しかし，この患者はなんと後から心肺停止で帰ってきたのである．診断は実は「急性心筋梗塞」であった．この医師は，医療面接，身体診察，および検査から総合的に診断せずに，単に腹部エコーで胆嚢に胆石があっただけの理由で「胆石症」という診断をして治療したのである．この患者の胆石は心窩部痛の原因疾患ではなく，単なる「無症候性胆石」だったのである．典型的な「診断学なき検査医療」である．医師は単なる「技術屋」であってはならないのである．

鉄則！

- 診断学を知らない者の腹部エコー禁止！
- 馬鹿の一つ覚えの腹部エコーはいらない！

3) 腹部造影CT

　腹部造影CTの長所は，腹腔内のすべての臓器が観察できることである．また，腹部エコー検査と比較して術者の技能に依存せずに毎回ほぼ同等の品質の検査が可能である．つまり，検査に再現性があるのである．

腹部CTは臓器を判別するために，原則として全例に血管造影剤を使用して撮影する．血管造影剤はヨード剤であるので，アナフィラキシーや造影剤腎症などの合併症が起こりうることなどの説明をして，緊急時以外は同意書を得てから撮影する．また，緊急時以外には採血結果で血清クレアチニンが1.5〜2.0mg/dL以下であることを確認してから撮影すべきである．また，患者がビグアナイド系糖尿病薬を服用しているときには乳酸性アシドーシスが起こることがあるので，できればビグアナイド系糖尿病薬を中止して2日後に撮影することが望ましい．

　腹部造影CTではほとんどすべての疾患を診断あるいは否定できる．ただし，腹部造影CTで気をつけなければならないのは，その目で見ないと診断できない疾患もあることである．その疾患とは**便秘とガス痛**などである．腹部造影CTは腹部のスライス状の断面を観察するので，腸管内の便塊やガスがあっても「異常」と認識されないことがある．この場合，腹部単純X線写真か，あるいは腹部造影CTのスカウトの写真を観察して判断すべきである．

　ただし，尿管結石を疑う場合には第Ⅲ部3．②CTの稿（p.105）で後述するように，造影CTではなく単純CTでよい．

10 診断

　腹痛の診断は難しい．そのため，**腹痛の診断で最も大切なことは決め付け診断をしないことである**．どんなに診断が明らかな疾患でも念のため誤診でないことを確認するために，他の鑑別診断が否定的であることを確認すべきである．

　そして，**診断は必ず総合的に行うことである．医療面接，身体診察，検査のどれか1つの所見で診断を決め付けないことである．**

　また，腹痛の患者は診断がこれ1つに決まらないことも少

なくない．このような症例では，まず第1に致死的，あるいは重症な疾患を否定することである．腹痛の場合否定しなければならない致死的，あるいは重症な疾患には以下のようなものがある．

否定しなければならない致死的，あるいは重症な疾患

産科系：
- 子宮外妊娠破裂
- 前置胎盤
- 常位胎盤早期剥離

婦人科系：
- 卵巣捻転
- 卵巣嚢胞出血
- 卵管膿瘍破裂

消化器系：
- 急性虫垂炎
- 絞扼性イレウス
- 消化管閉塞（悪性腫瘍などによる）
- 消化管穿孔および壊死
- 鼠径あるいは大腿ヘルニア嵌頓
- 消化管出血
- 急性肝炎
- 急性胆嚢炎・胆管炎
- 急性総胆管結石
- 急性膵炎

血管系：
- 急性腸間膜動脈閉塞症
- 腹部大動脈瘤破裂
- 腹腔内出血
- 急性大動脈解離

> **代謝内分泌系:**
> - 糖尿病性ケトアシドーシス（DKA）
> - アルコール性ケトアシドーシス（AKA）
> - 急性副腎不全
> - 高カルシウム血症
> - 尿毒症など
>
> **感染症系:**
> - 腹腔内膿瘍
>
> **泌尿器系:**
> - 精巣捻転
>
> **循環器系:**
> - 急性冠症候群

 また診断の際に重要なことは，すべての腹痛を1回診察しただけで必ずしも確定診断をつけなくてもよいということである．診察時に上記の否定しなければならない致死的，あるいは重症な疾患が否定的であれば，まず問題はない．もしも仮に患者が診察時に上記の疾患になりかけていたとしても，外来でフォローして見過ごさないようにすればよいのである．

 ただし，上記の否定しなければならない致死的，あるいは重症な疾患の中でも特に注意が必要なのは，**心血管系の疾患**である．それは，心血管系の疾患は分単位で死亡する可能性があるからである．それ以外の疾患は，通常仮に死亡するとしても数時間の経過をたどるので，病状が増悪したときに再診するように指示すれば救命可能である．

 前医で治療されていても病状がよくならない，あるいは，病状が悪化している患者は，十二分に診察すべきである．前医の診断・治療が必ずしも正しくないかもしれないので，主訴から医療面接，身体診察と検査を十分に行う．このような場合には，検査は多めにした方がよい．また，前医で抗菌薬や鎮痛薬が処方されている場合には，炎症反応や身体所見が

明らかにならないこともあるので,その点を十分考慮して診断する.

確定診断がつかない腹痛については,以下の4つの条件がすべて揃えば重篤な疾患である可能性は極めて低いと考えられるので,外来でフォローすることもできる.

> - 鎮痛薬(ソセゴン® 30mgまで)で改善する
> - 検査結果(バイタル・サインを含む)に大きな異常がない
> - 画像検査に大きな異常がない
> - 致命的な疾患が否定的である

このとき,致命的な疾患を否定するために必要な検査がすべて行われたかをもう一度確認することも重要である.

11 治療

1) 原則

鉄則!

治療はただ1つの診断に対して行う!
下手な鉄砲数打つな!

腹痛の患者の治療で,診断が1つに決まらないときに,考えられるすべての鑑別診断に対して治療を行う医師がいる.このような「下手な鉄砲数打ちゃ当たる」的治療は絶対にすべきではない.その理由は,もしもこの患者の病状が改善しなかった場合に,どの薬物が効かなくて,どの鑑別診断が否定的なのかを後から判断できないからである.逆にこの患者の病状が改善した場合にも,どの薬物に反応して最終診断が結局何であったのか判断することができなくなるからである.

したがって腹痛の患者を治療するときには，自分の診断が必ずしも正しくない可能性も考えて，最も考えられる1つの診断に対して，1つの治療を行うべきである．こうすれば，この患者の病状が万が一改善しないで患者が再来した場合に，少なくとも最初の診断と治療は正しくないということがわかるからである．

2）鎮痛薬
①鎮痛薬使用の変遷

過去には腹痛の患者を診療するときには，確定診断がつくまでは絶対に鎮痛薬を使用してはならないと言われた．その理由は，鎮痛薬を使用して腹痛が消失すると後から診察する外科医が腹部の身体診察を行うことが不可能になり，適切な診断ができなくなるからであるとされている．この鉄則とも言える「中心教義」は，もともと1921年に発刊された腹痛診療のバイブルであるSir Zachary Cope著の「Early Diagnosis of the Acute Abdomen」によるものである．それ以来この「中心教義」は外科診療だけでなくすべての医師によってかたくなに遵守されてきた[2]．

当時は，腹痛診療は医療面接・身体診察・採血と単純X線写真だけで診療していた．したがって，この時代は医療面接・身体診察・血液検査と単純X線写真で確定診断がつかない腹痛は外科医にコンサルテーションして，確定診断は最終的には外科医による試験開腹術によらなければならなかった．その外科医が試験開腹術をするかしないかの最も重要な判断基準の1つが，腹部の身体診察所見であった．そのため，鎮痛薬によって正確な腹部診察が不可能になると，外科医は試験開腹術をするかしないかの判断ができなくなってしまったのである．

しかし，現代ではCT，エコーやMRIなどの開腹手術をしなくても腹腔内の病態が観察できる画像検査が発達した．した

がって，このような高度に発展した医療環境では，1921年当時の「中心教義」をかたくなに遵守する必要性は低くなったはずである．**実際に，William Silenによって改訂された最新版の「Cope's Early Diagnosis of the Acute Abdomen」では，この「中心教義」は否定されている**[3]．その理由は，①現代では腹部診察に頼って試験開腹術を施行しなくても画像検査で確定診断が可能になったこと，②初期診療する医師が重症の腹痛患者を鎮痛薬使用なしで診療するのは非現実的であること，また，③急性腹症の患者に鎮痛薬を投与することは患者自身にとっても医療者にとっても利益が不利益を上回ることなどがあげられる．しかし，その反面日本では現在，腹部診察を全くせずに画像検査や血液検査しかみない外科医も多くなってきている．

急性腹症の患者に鎮痛薬を投与して診療した場合と鎮痛薬を投与しないで診療した場合の比較試験は5つほど行われていて，それらの結果などから現在では重度の腹痛（原則として疝痛と体性痛）の診療は積極的に鎮痛薬を使用することが推奨されている[3]．

鉄則！

重度腹痛の患者には鎮痛薬は積極的に，かつ段階的に使用する！

②鎮痛薬の選び方と注意点

鎮痛薬を使用するときには段階的に投与する．すなわち，非麻薬性鎮痛薬を投与して，それでも腹痛がコントロールされないときに麻薬性鎮痛薬を投与するというように治療反応をみながら随時追加していくのである．通常鎮痙薬に反応せずに非麻薬性鎮痛薬を投与して初めてコントロールされる腹痛は，体性痛を呈する重症疾患と考えてよい．しかし，内臓痛や疝痛の重度のものの中には鎮痙薬に反応せずに非麻薬性

鎮痛薬を投与して初めてコントロールされるものもある．

ここで，重度腹痛の鎮痛薬は，原則としていわゆるソセゴン®などの非麻薬性鎮痛薬と塩酸モルヒネ®などの麻薬性鎮痛薬を用いるべきである．**腹痛の患者には診断が明らかな場合を除いて，NSAID，アセトアミノフェンやCOX-2阻害薬などの鎮痛薬を用いてはならない．**その理由は，①これらの鎮痛薬はあくまで対症療法であって根治療法ではないこと，②NSAIDは消化性潰瘍の副作用があるのでNSAIDの投与によって逆に腹痛が増悪する可能性があること，また，③NSAIDやCOX-2阻害薬には抗炎症作用があるため診断がつかない腹痛を中途半端に治療してしまい最終的な診断を遅らせる可能性があることなどである．

ただし，腹痛の原因が胆石症や尿管結石などと確定診断がついていれば，これらの鎮痛薬を使用しても一向に構わない．

また，軽度の内臓痛には原則として鎮痛薬は投与しない．なぜならば，本当の診断が急性虫垂炎であった場合に鎮痛薬によって病状がマスクされて診断が困難になってしまうからである．同様の理由で抗菌薬も安易に処方しない．急性虫垂炎などの感染性疾患を中途半端に治療してしまうと，後から診断が困難になるからである．

3）鎮痙薬

軽度の内臓痛や重度の内臓痛（疝痛）には，まず最初にブスコパン®のような鎮痙薬を投与する．ブスコパン®で腹痛がほとんど消失する場合には，前述の否定しなければならない致死的，あるいは重症な疾患（p.41）は経験的にほぼ否定できる．しかし，ブスコパン®に反応しない内臓痛には，腹部単純X線検査だけでなく腹部造影CTなどの検査を追加することを検討する．

つまり，ブスコパン®投与は治療として用いているが，診断にも重要な情報を与えるのである．このブスコパン®による診

```
      医療面接
      身体診察
       検査
       診断
       治療
    治療に対する反応
```

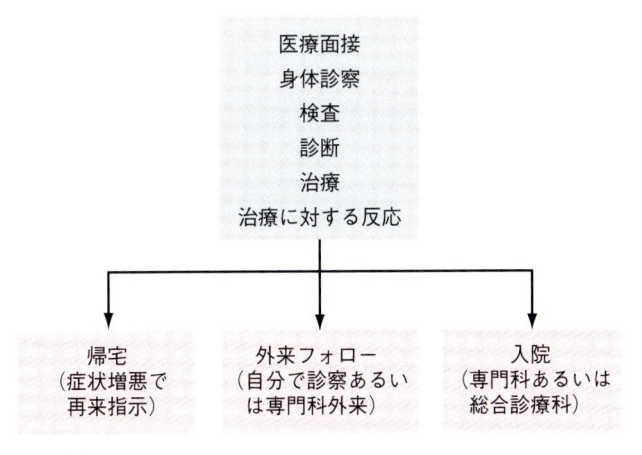

```
    ↓              ↓                ↓
   帰宅          外来フォロー          入院
(症状増悪で     (自分で診察あるい   (専門科あるいは
  再来指示)     は専門科外来)      総合診療科)
```

図5 ■ 腹痛のマネジメントのフローチャート

断的治療は，疝痛か体性痛かの判別困難な場合に有意義である．すなわち，疝痛か体性痛か判別困難な症例にはダメモトでブスコパン®を静注し，ブスコパン®に反応したら内臓痛と判断し，ブスコパン®に反応しなければソセゴン®を追加して体性痛と判断するのである．

しかし，消化管穿孔などの腹痛でもブスコパン®で著明に改善する腹痛もあるので注意が必要である．

このようなブスコパン®による診断的治療を筆者は個人的に「ブスコパン®・テスト」と名づけている．しかし，この「ブスコパン®・テスト」が臨床疫学的にどれくらいの感度・特異度があるのかは不明である．

12 マネジメント

マネジメントは，以上の医療面接・身体診察・検査・診断・治療および治療に対する反応などの情報を総合して判断する．筆者は腹痛のマネジメントを図5のように考えている．

このマネジメントを考える上で重要なのは，診断と治療などの医学的状況だけでなく，患者が一人暮らしかどうかなどの社会的状況も考慮して，患者の安全を第1に判断すべきことである．「診断がつかないので入院適応がないです」などというのは，理由にならない．また，判断に迷う場合にはやはりover triageする方が安全である．

　診断がつかないが入院適応がない患者は，自分で外来フォローして診断がある程度絞れてきた段階で専門科外来に送るのが賢明であろう．また，帰宅させる患者も診断が必ず正しいとは限らないので，症状が良くならないあるいは増悪するときには再来するように必ず指示することを忘れてはならない．

鉄則！
診断が不明確な患者は外来につなげ！診療を切るな！

　典型的でない発症様式のコモン・ディジーズやまれな疾患は，1回の診察で診断することは難しい．そのような場合には，「何かあったらまた来てください」などとその場しのぎの対応をせずに，できるだけ日勤帯の外来に診療をつなげることである．外来につなげれば，もしも診断困難な疾患でもいずれ診断に辿り着く可能性が高くなる．しかし，このような症例を外来につながないと，重症化してしまうまで診断が遅れてしまうこともあり得る．

　これはサッカーやラグビーの球技で，自陣でも自分のボールを切らずにパスをつないで敵陣まで攻め込むのに似ている．敵に攻められて辛い状況でも安易にボールを切らずに，パスを自陣から細かくつないで敵陣に攻め込めば得点につながる可能性があるのである．しかし，ここでパスをつながずにボールを切って敵にボールを渡すと自らの得点の可能性は低くなってしまうのである．

参考文献・ホームページ

1) 腹痛.「問題解決型救急初期診療」(田中和豊 著), 医学書院, 106-126, 2003

2) Gallangher EJ：Acute Abdominal Pain.「Emergency Medicine. A Comprehensive Study Guide, 6th ed.」(American College of Emergency Physicians®. Editor-in-Chief Tintinalli JE), McGraw-Hill, New York, 487-501, 2004

3)「急性腹症の早期診断」(小関一英 監訳), メディカル・サイエンス・インターナショナル, 2, 2004

4) Brownfield E：Pain management：Use of analgesia in the acute abdomen. Agency for Healthcare Research and Quality (AHRQ)
http://www.ahrq.gov/CLINIC/PTSAFETY/chap37a.htm#37.1
(2009年5月現在)

memo

第Ⅱ部　各論

1. 急性腹症へのアプローチ　　52
2. 産婦人科的アプローチ　　61
3. 外科的アプローチ　　67
4. 内科的アプローチ　　76
5. 精神科的アプローチ　　78
6. 小児・高齢者へのアプローチ　　79
7. 特殊な腹痛のパターン　　81

1 ショックを伴う急性腹症

ショックとは一般的に急性全身性循環不全と定義される．意識障害・不穏，呼吸困難，胸痛，腹痛，乏尿・無尿，皮膚蒼白などの終末臓器症状を認めた場合，あるいは，収縮期血圧90mmHg以下，または，収縮期血圧が通常の収縮期血圧から30mmHg以上低下しているときに，通常ショックと診断される．

ショックは現在では以下のように4つに分類する．

> ### ショックの分類
> ・心原性ショック：cardiogenic shock
> ・低容量性ショック：hypovolemic shock
> ・不適切分配性ショック：maldistributive shock
> ・閉塞性ショック：obstructive shock

これら4つのショックで，右室梗塞以外の心原性ショック，および不適切分配性ショックの1つであるアナフィラキシー・ショックの治療の第1選択はカテコラミンである．一方，"右室梗塞"を除く心原性ショック，およびアナフィラキシー・ショック以外のショックの治療の第1選択は大量輸液である．したがって，とりあえずの治療としては，ショックの原因が右室梗塞以外の心原性ショックおよびアナフィラキシー・ショックかどうかがわかればよいのである．詳細については，拙著「問題解決型救急初期診療」（医学書院）の第4部2．ショックの稿を参照のこと．

```
STEP 1  心肺蘇生法のABCDで対処する
            ↓
STEP 2  出血性ショックの否定⇒腹部エコー
    ↙                      ↘
出血性ショックならば,      出血性ショック以外ならば,
まず大量輸液. 必要ならば輸血   大量輸液しながら原因検索
            ↓
STEP 3  カテコラミン適応か？否か？
    ↙                      ↘
カテコラミン適応ならば,     大量輸液適応ならば,
カテコラミン投与           そのまま大量輸液
```

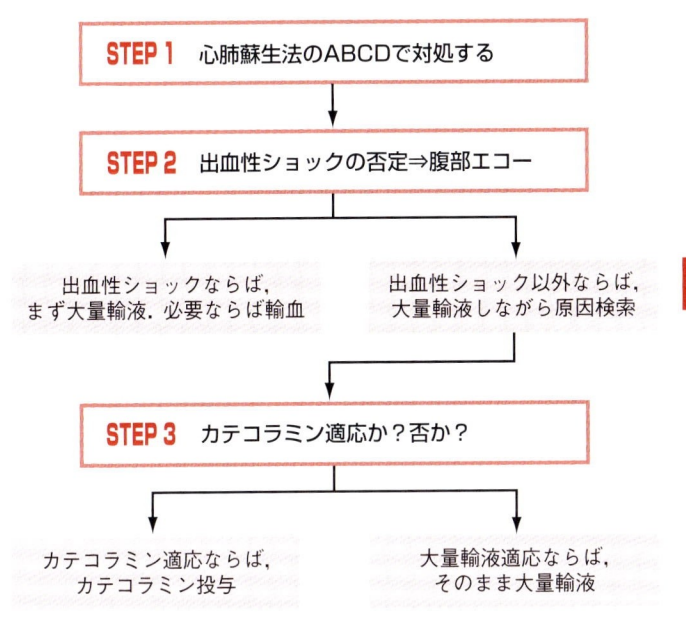

図1 ショックを伴う急性腹症へのアプローチ

 一般的なショックでは以上のようにカテコラミン適応か大量輸液かの鑑別をしながら診療すればよい．しかし，腹痛を呈するショックでは一般的なショックと比較して鑑別診断が絞られるので，筆者は「ショックを伴う急性腹症」には図1のようにアプローチしている．

STEP 1 心肺蘇生法のABCDで対処する

 急性腹症の中でも最重症なのが「ショックを伴う急性腹症」である．この「ショックを伴う急性腹症」では，原則として心肺蘇生法のABCDで対処するが，ショックを伴わない急性腹症とマネジメントの上で次の2点が異なる．

鉄則!

- ショックを伴う急性腹症には鎮痛薬使用は禁忌
- ショックを伴う急性腹症で気管挿管するときには awake intubation（意識下挿管）する

　鎮静薬・鎮痛薬および筋弛緩薬は血圧を低下させるので，ショックの患者には使用を控える．

STEP 2　出血性ショックの否定　⇒　腹部エコー

　次に，「ショックを伴う急性腹症」では出血性ショックが最も緊急性が高い．したがって，まず最初に下記のような出血性ショックを否定することから開始する．

2 出血性ショックを起こす急性腹症の鑑別診断

- 子宮外妊娠破裂
- 腹部大動脈瘤破裂
- 肝細胞癌破裂
- abdominal apoplexy
  〔第Ⅴ部 2．レア・ディジーズ（p.192）の稿を参照〕
- 大動脈解離
- 消化管出血

　出血性ショックを伴う急性腹症は上記のいずれかの疾患である．したがって，「ショックを伴う急性腹症」は腹部エコーで腹腔内出血の有無（子宮外妊娠破裂，肝細胞癌破裂，abdominal apoplexy）および大動脈（腹部大動脈瘤破裂，大動脈解離）を観察する．出血性ショックを伴う急性腹症の原

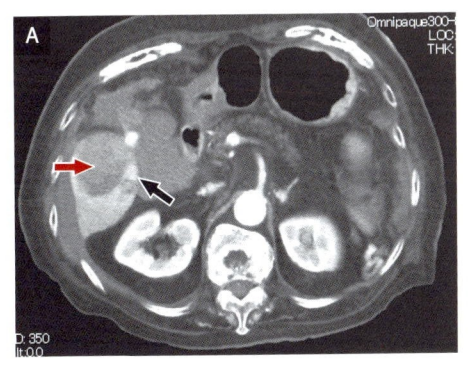

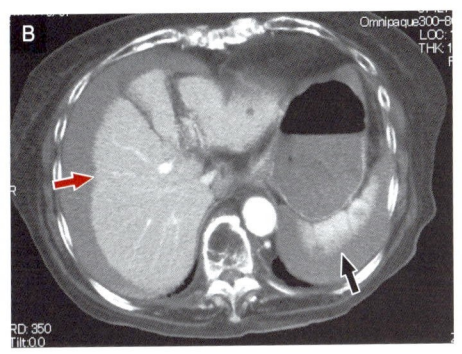

図2 ■ 93歳女性の肝細胞癌破裂の腹部造影CT

A：⇒：S6の肝細胞癌．
　　➡：造影剤の血管外漏出（extravasation）．
B：肝臓（⇒）と脾臓（➡）周囲に腹水の貯留．

因疾患には，上記の疾患以外に消化管出血もありえる．しかし，この場合，通常吐血・下血・メレナなどの症状がある．

　出血性ショックを伴う腹痛は，原因によって根治療法が異なるので，できるだけ腹部骨盤造影CTや腹部エコーなどで確定診断することを考える（図2, 3）．言い換えると，腹部骨盤造影CTや腹部エコーを施行できるようにバイタル・サインを安定化するように努力する．

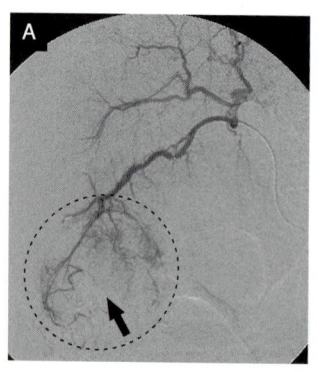

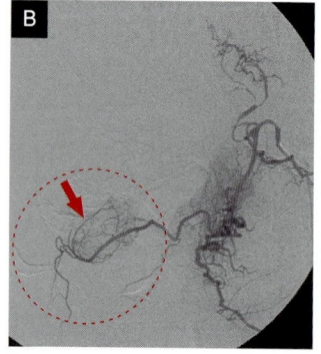

図3 ■ **93歳女性の肝細胞癌破裂の血管造影術**（図2と同一症例）
血管造影術で明らかなextravasationは認められなかった．
A：➡：円形のtumor stain（tumorの上部を養う）．
B：➡：半円形のtumor stain（tumorの下部を養う）．

STEP 3　カテコラミン適応か？否か？

　出血性ショックを否定したら，次に出血性ショックを起こす疾患以外の鑑別診断を考える．出血性ショック以外にマネジメントを変えるのは，カテコラミン投与を第1選択とする疾患である．「ショックを伴う急性腹症」でカテコラミン投与を第1選択とする疾患には，右室梗塞以外の心原性ショックおよび不適切分配性ショックの1つであるアナフィラキシー・ショックがある．すなわち，出血性ショックを除外したら，次に右室梗塞以外の心原性ショックあるいはアナフィラキシー・ショックではないかを考えるのである．実際には，右室梗塞以外の心原性ショックかアナフィラキシー・ショックかどうかは，病歴・身体診察・心電図・胸部単純X線写真・troponin Tなどの情報から総合的に判断する．

右室梗塞以外の心原性ショックの治療例

ドブタミン塩酸塩（ドブトレックス®）（100mg/5mL）100mg/5mL（1A）＋生理食塩液28mL　合計33mL.

3mL/時（3μg/kg/分）で持続点滴開始.最高20mL/時（20μg/kg/分）まで増量.

アナフィラキシー・ショックの治療例

アドレナリン（ボスミン®）（1mg/1mL/A）0.3〜0.5mg（0.3〜0.5mL）筋注.血圧上昇しないときには，15〜20分ごとにくり返す.

それでも血圧が上昇しないときには，

アドレナリン（ボスミン®）（1mg/1mL/A）＋生理食塩液9mL（濃度：0.1mg/mL）0.1mg（1mL）.

5分間かけて静注.

それでも血圧が上昇しないときには，

- アドレナリン（ボスミン®）（1mg/1mL）15mg（15mL/15A）＋生理食塩液　35mL（濃度：0.3mg/mL）.

  0.5mL（0.05μg/kg/分）で持続点滴開始.最高10mL/時（1μg/kg/分）まで増量.

このほか，

- ベタメタゾン（リンデロン®）（4mg/1mL/A）4mg（1A）＋生理食塩液　100mL　点滴静注
- α-クロルフェニラミンマレイン酸塩（ポララミン®）（5mg/1mL/A）5mg（1A）　静注
- ファモチジン（ガスター®）（20mg/2mL/A）＋生理食塩液18mL　静注

アナフィラキシー・ショックに対するカテコラミンは，アドレナリンを用いる.気管支収縮を起こしえるα作用をもつ

ノルアドレナリンやヒスタミン遊離作用があるといわれるドパミンは避ける．ステロイド薬は過去には速効性がないと言われていたが，現在では新たな作用機序が発見されて速効性が認められている[1)2)]．

また，ごくまれに迷走神経反射でショックになっていることもある．低血圧・徐脈・冷汗などがあれば迷走神経反射を疑って，アトロピン硫酸塩（硫酸アトロピン®）を0.5mg静注してもよい．

これらのカテコラミン適応の症例以外のときには，そのまま大量輸液をする．また，病態が不明の時にも，とりあえず大量輸液する．ショックを伴う出血性ショック以外の急性腹症で大量輸液適応になるのは，以下のような場合である．

大量輸液適応となる，出血性ショック以外のショックを伴う急性腹症
- 右室梗塞
- 低容量性ショック（脱水）
- 不適切分配性ショック（神経原性ショックと敗血症性ショック）
- 閉塞性ショック（肺塞栓と心タンポナーデ）

右室梗塞の治療例
生理食塩液　1時間で250mL　点滴．

不適切分配性ショック（神経原性ショックと敗血症性ショック）と閉塞性ショック（肺塞栓と心タンポナーデ）で大量輸液に反応しない場合には，第2選択としてノルアドレナリンを投与する．

ノルアドレナリンの投与例

ノルアドレナリン(ノルアドレナリン®)(1 mg/1 mL) 15mg(15A)＋生理食塩液　35mL(濃度0.3mg/mL).
0.5mL/時(0.05μg/kg/分)で持続点滴開始.最高10mL/時(1μg/kg/分)まで増量.

　大量輸液適応となる出血性ショック以外のショックを伴う急性腹症で原因疾患が不明な場合には，迷わずに腹部造影CT検査を行う．

　外傷によるショックを伴う急性腹症は，JATEC™プロトコールに沿って診療する．

出血性ショックの治療例

- 20G以上の太いアンギオ針で2本以上の末梢輸液ライン確保
- 大量輸液
- 反応しなければ，輸血オーダー，カテコラミン投与検討

3 ショックを伴わない急性腹症

　「ショックを伴わない急性腹症」は，病態生理的に通常重度内臓痛(疝痛)か体性痛のどちらかである．したがって，図4のようにアプローチする．

　ショックを伴わない急性腹症の疼痛の分類が重度内臓痛(疝痛)か体性痛のいずれであっても，マネジメントの上ではまず最初に鎮痛を行う．そのためには，薬物を選択するためにとりあえず疼痛が重度内臓痛(疝痛)か体性痛かがわかればよい．言い換えると，ショックを伴わない急性腹症の診察では重度内臓痛(疝痛)か体性痛を鑑別するために必要最小限の医療面接と身体診察を行えばよいのである．

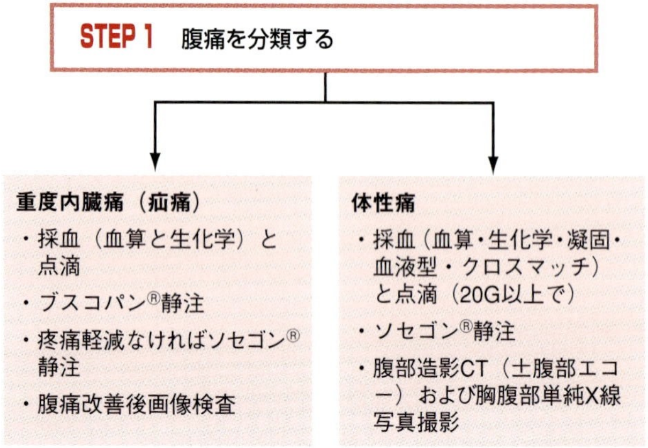

> **STEP 1** 腹痛を分類する

重度内臓痛（疝痛）
- 採血（血算と生化学）と点滴
- ブスコパン®静注
- 疼痛軽減なければソセゴン®静注
- 腹痛改善後画像検査

体性痛
- 採血（血算・生化学・凝固・血液型・クロスマッチ）と点滴（20G以上で）
- ソセゴン®静注
- 腹部造影CT（±腹部エコー）および胸腹部単純X線写真撮影

図4 ショックを伴わない急性腹症へのアプローチのフローチャート

　鎮痙薬あるいは鎮痛薬を投与して腹痛がある程度治まってから，改めて医療面接から診察をやり直して，第Ⅰ部2．診療のポイントの稿の図2のフローチャート（p.26）に沿って鑑別診断を進める．このようにすれば見落としも少なくなり，腹痛をまず最初に取り除くと患者からも感謝される．現在では腹痛をいち早く除去して，かつ，正確・迅速に診断することが求められている．医師の腕の見せ所である．

参考文献

1) Gold R, et al. : Mechanism of action of glucocorticoid hormones:possible implications for therapy of neuroimmunological disorders. J Neuroimmunol. 117 : 1-8, 2001
2) Rhen T, Cidlowski JA : Antiinflammatory Action of Glucocorticoids-new Mechanisms for Old Drugs. N Engl J Med, 353 : 1711-1723, 2005

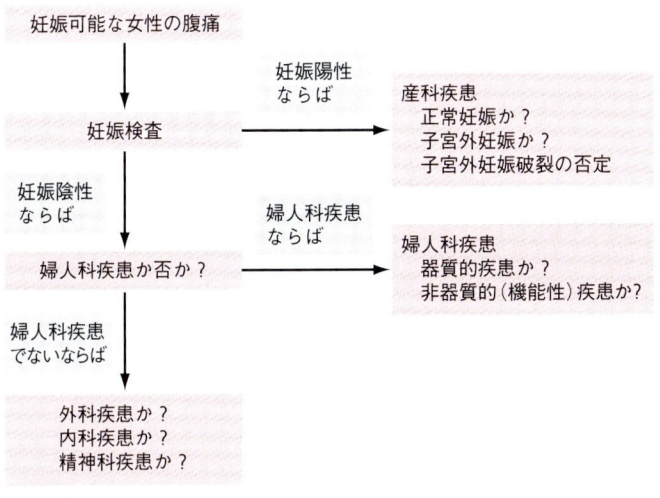

第Ⅱ部 各論
2. 産婦人科的アプローチ

産婦人科的アプローチは図1のように進める．

非外傷性の腹痛では患者が女性であれば，まず最初に産婦人科疾患を否定することを考える．

鉄則！

女性の腹痛は，まず妊娠を否定することから始める．

患者本人が妊娠を否定しても尿妊娠反応で必ず妊娠を否定すべきである．これを怠ると診断が全く他の方向に行ってしまう．

```
妊娠可能な女性の腹痛
        │
        ▼                妊娠陽性
      妊娠検査  ─────────ならば──────▶  産科疾患
        │                                正常妊娠か？
妊娠陰性 │                                子宮外妊娠か？
ならば   │                                子宮外妊娠破裂の否定
        ▼
  婦人科疾患か否か？    婦人科疾患
        │       ─────ならば────▶    婦人科疾患
婦人科疾患                              器質的疾患か？
でないならば                            非器質的(機能性)疾患か？
        ▼
   外科疾患か？
   内科疾患か？
   精神科疾患か？
```

図1 ■ 産婦人科的アプローチの流れ

鉄則!
「現在月経中=妊娠していない」ではない.

不正性器出血を月経だと思っている患者もいる. 月経中でも尿妊娠反応検査を行うべきである.

1 産科疾患

尿妊娠反応が陽性である, あるいは, 妊娠している患者では産科疾患による腹痛をまず最初に考える.

産科疾患による腹痛は以下のように妊娠週数によって鑑別診断が異なる.

> ### 産科的腹痛の鑑別診断
> 【妊娠第1期 (15週まで)】
> ・子宮外妊娠
> ・流産
> ・胞状奇胎
>
> 【妊娠第2期 (16〜27週まで)】
> ・子宮頸管無力症 (多くは無痛性の不正出血)
>
> 【妊娠第3期 (28週以後)】
> ・早産
> ・陣痛
> ・偽陣痛
> ・前置胎盤 (多くは無痛性)
> ・常位胎盤早期剥離
>
> 全期間を通じて, 膀胱炎や便秘による腹痛の頻度は高い.

産科疾患を疑う場合には, 必要に応じて婦人科診察や経腟エコー検査を行う.

> **禁忌**：妊娠第3期では，腹部エコーにより前置胎盤を否定する前に，婦人科診察と経腟エコー検査を行うことは禁忌である．

　前置胎盤では，婦人科診察や経腟エコー検査で大量出血を起こすことがあるからである．

　流産は妊娠第10週頃に多いと言われている．これは，妊娠10週頃に妊娠を維持するホルモンであるプロゲステロンの血中濃度が一過性に落ち込むからであると言われている．プロゲステロンは妊娠初期では卵巣から分泌されているが，妊娠成立後胎盤が生育するにつれて胎盤からのプロゲステロンにしだいに置き換わる．この卵巣由来プロゲステロンと胎盤由来プロゲステロンが入れ替わる時期に，一過性に血中プロゲステロンが低下する．その時期が妊娠10週にあたるのである．

　上記の産科疾患の鑑別診断のうちで，緊急手術適応となるのは次の疾患である．

緊急手術適応となる産科疾患
・子宮外妊娠破裂
・常位胎盤早期剥離

　また，妊婦に投与可能な薬物と投与禁忌の薬物は絶対に知っておかなければならない．

妊婦に投与可能な薬物
アセトアミノフェン，ステロイド，インスリン，ヘパリン，ヒドララジン，βラクタム系抗菌薬

妊婦に投与**禁忌**の薬物
NSAID，ACE阻害薬，β遮断薬，ワーファリン®，抗菌薬（テトラサイクリン，クロラムフェニコール，アミノグリコシド，ニューキノロン系，ST合剤）

2 婦人科疾患

尿妊娠反応が陰性ならばほぼ妊娠を否定してよい．産科疾患が除外されたら，女性患者の腹痛で次に考えなければならないのが婦人科疾患である．腹痛を呈する婦人科疾患の鑑別診断には以下のような疾患がある．

婦人科的腹痛の鑑別診断
【器質的疾患】
- 卵巣捻転
- 卵巣嚢胞出血
- 感染症：骨盤内炎症症候群など
- 腫瘍
- 子宮腺筋症
- 子宮内膜症など

【非器質的疾患＝機能性疾患】
- 月経困難症
- 排卵痛
- 骨盤うっ血症候群（pelvic congestion syndrome）
- 機能性性器出血（dysfunctional uterine bleeding）など

婦人科疾患を疑えば，腹部エコーや腹部造影CTを行うか，婦人科にコンサルテーションして婦人科診察を行ってもらうことを考える．婦人科疾患で緊急手術適応となる疾患は以下の通りである．

緊急手術適応となる婦人科疾患
- 卵巣捻転
- 卵巣出血（バイタル・サインが不安定な場合）
- 卵管膿瘍破裂

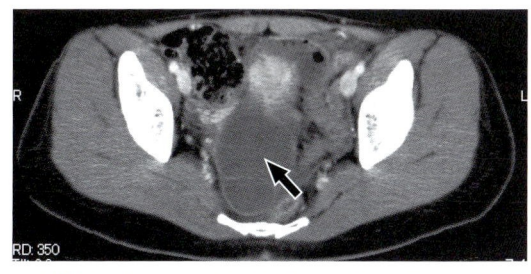

図2 ■ 25歳女性．下腹部痛．右卵巣嚢胞（→）の診断（卵巣捻転ではない）

2 産婦人科的アプローチ

図2に卵巣嚢胞の症例を，図3に卵巣出血の症例を示す．

卵巣出血は通常は保存的治療で改善するが，まれに出血が止まらずに緊急手術適応になることがある．

ポイント

「排卵痛」という腹痛もある．

最終月経から2週間後の排卵日に突然発症する女性の一過性腹痛では，排卵痛，別名中間痛（ドイツ語でMittelschmerz）を考える．Spottingと呼ばれる少量の不正性器出血を伴うこともある．

ポイント

性交渉後の腹痛は卵巣嚢胞出血を考える．

卵巣嚢胞出血は性交渉を契機に起こることがある．

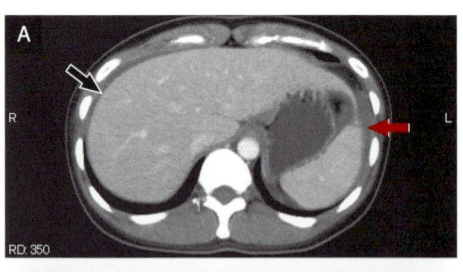

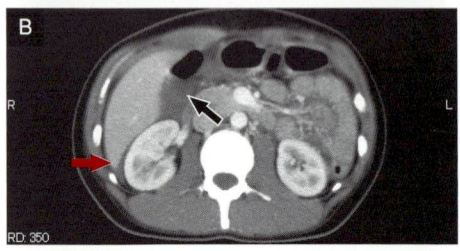

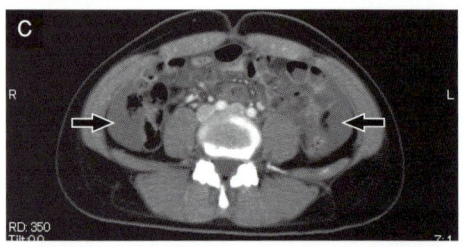

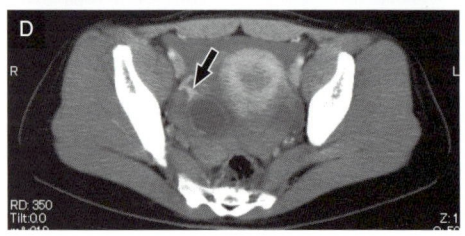

図3 25歳女性．下腹部痛．卵巣出血の診断で保存的に治療

A：肝臓（⇒）と脾臓周囲（⇒）の腹水
B：肝下陥凹（⇒）と肝腎陥凹（⇒）の腹水
C：両側外側結腸傍隙（⇒）の腹水
D：卵巣黄体（⇒）からの出血．卵巣からの骨盤内の出血が両側外側結腸傍隙を通って肝脾周囲に及んだと考えられる．

第Ⅱ部 各論
3．外科的アプローチ

　産婦人科疾患が否定されたら，次に緊急手術適応となる外科疾患ではないか考える．緊急外科手術適応となる非外傷性腹痛の疾患あるいは病態には以下のようなものがある．

緊急外科手術適応となる非外傷性腹痛
【診断が明確な場合】
- 急性虫垂炎
- 絞扼性イレウス
- 消化管閉塞（悪性腫瘍などによる）
- 消化管穿孔および壊死
- 急性腸間膜動脈閉塞症
- 腹部大動脈瘤破裂
- 敗血症性ショックを伴う腹腔内膿瘍
- 出血性ショックを伴う腹腔内出血
- 精巣捻転
- 鼠径・大腿ヘルニア嵌頓など

【診断が不明確な場合】
○身体所見
- 板状硬あるいは強度の腹膜刺激症状
- 鎮痛薬によって改善しない重度の腹痛

○検査所見
- 進行する低血圧やアシドーシス
- 低下し続けるヘモグロビン

○画像所見
- 消化管穿孔を示唆する所見（free airや肝周囲の液体

貯留など）
　・腸間膜動脈閉塞症を示唆する動脈造影所見
　・消化管の巨大な拡張
○内視鏡所見
　・消化管穿孔
　・内視鏡でコントロールできない消化管出血
○腹腔穿刺所見
　・血液，胆汁，膿，食物残渣あるいは尿

図1〜3に悪性腫瘍による消化管閉塞の症例を示す．

　意識障害や認知症のある患者，頸髄損傷のように神経障害がある患者，あるいは持続的硬膜外麻酔などの鎮痛薬が投与されている患者では，身体所見が全くあてにならないので注意する必要がある．

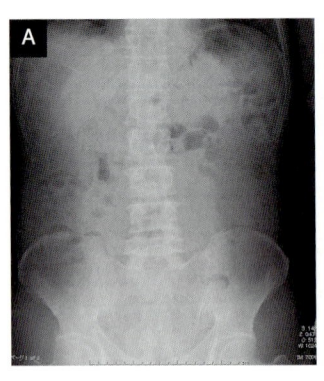

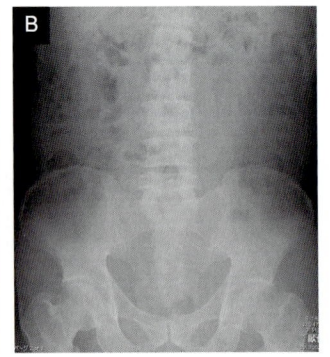

図1　59歳男性．直腸癌による消化管閉塞の症例の腹部単純X線写真

A：立位．niveauは認められない．
B：臥位．結腸内に便塊とガスが認められる．

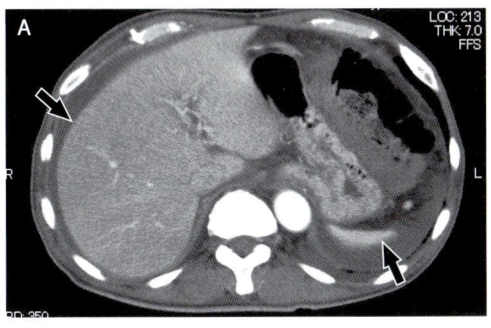

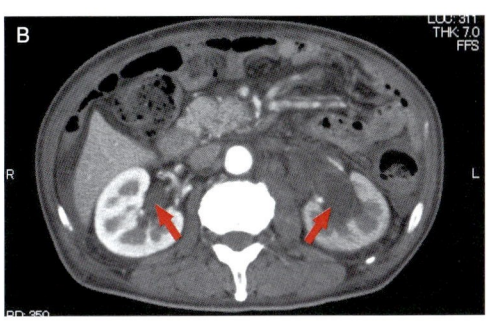

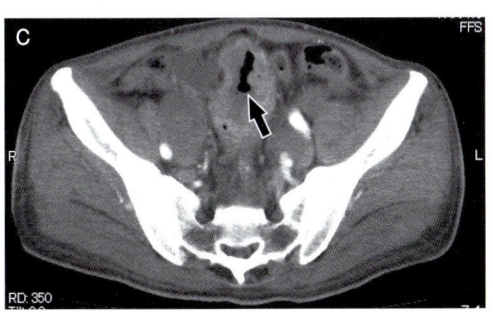

図2 ■ 59歳男性．直腸癌による消化管閉塞の症例の腹部造影CT所見（図1と同一症例）

A：腹水（→）．
B：腹部リンパ節腫脹による尿管圧迫を原因とする両側水腎症（→）．
C：直腸癌による狭窄（→）．

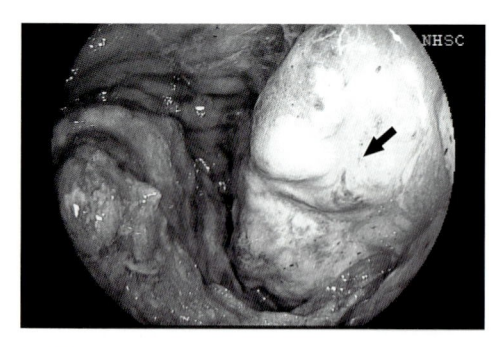

図3 ■ 59歳男性．直腸癌による消化管閉塞の症例の内視鏡所見（→）（図1，2と同一症例）

カラーアトラス①参照．

ポイント

手術歴がなくても絞扼性イレウスになることがある！

手術歴がなくても，バンドと呼ばれる索状帯で絞扼性イレウスが起こったり，小腸や大腸の捻転または小腸や大腸が腸間膜の穴などに入り込む内ヘルニアなどで絞扼性イレウスが起こることがある．内ヘルニアには，傍十二指腸ヘルニア，回盲部ヘルニア，網囊孔ヘルニア，経腸間膜ヘルニア，S状結腸間膜陥凹ヘルニア，子宮広間膜ヘルニアなどがある．したがって，**手術歴がないというだけの理由で絞扼性イレウスを完全に否定してはならない**．

図4，5に，手術歴がなく大網裂孔ヘルニアの診断である症例を示す．

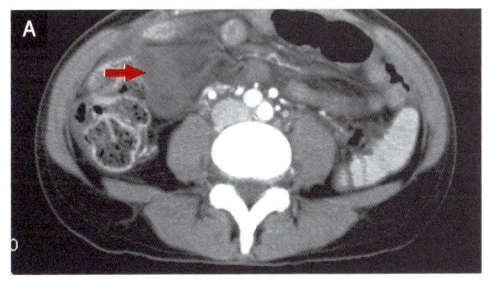

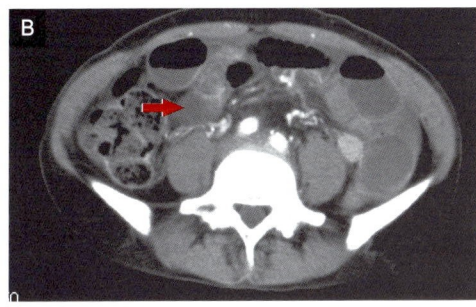

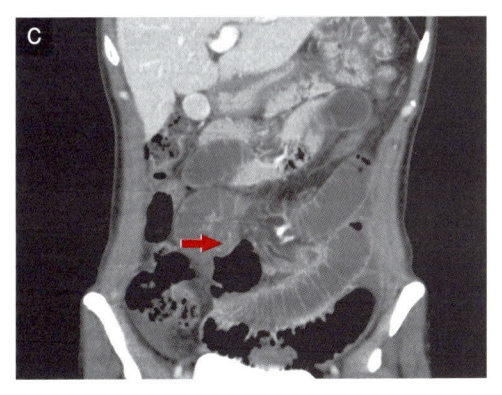

図4 50歳，手術歴のない女性．鎮痛薬に反応しない腹痛．大網裂孔ヘルニアの診断

A：小腸の虚血性変化（→）．
B：7時間半後のCT．→部の閉塞による絞扼性イレウスの診断．
C：狭窄部位（→）．

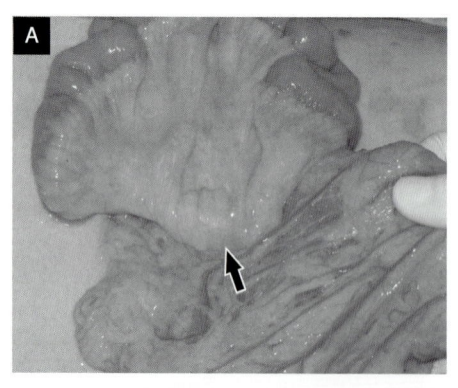

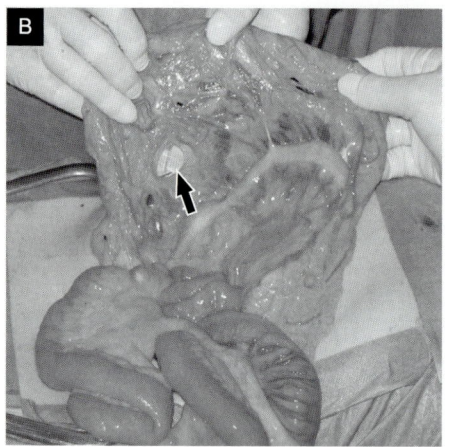

図5 ■ 50歳,手術歴のない女性.鎮痛薬に反応しない腹痛.大網裂孔ヘルニアの確定診断(図4と同一症例)

済生会福岡総合病院外科のご厚意による.
手術所見. ➡ がヘルニア門.

ソセゴン®で改善しない急性腹症のため入院.腹痛増強を認めたために腹部造影CTをくり返した.緊急手術で大網裂孔ヘルニアと確定診断された.大網裂孔ヘルニアとは,大網にできた穴(ヘルニア門)に小腸が嵌頓した内ヘルニアの一種である.
カラーアトラス②参照.

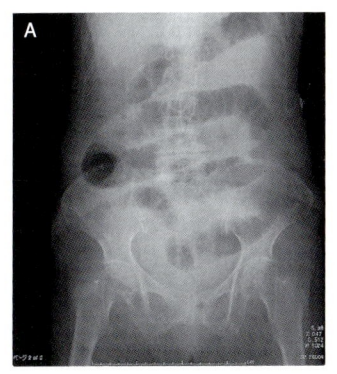

図6 ■ 88歳女性．右鼠径ヘルニア嵌頓による絞扼性イレウス

A：腹部単純X線写真．著明に拡張した小腸ループ．
B：著明に拡張した小腸内にniveauが認められる．
C：右鼠径部（→）に小腸が嵌頓している．

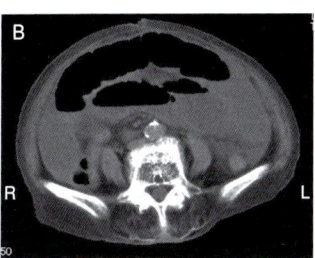

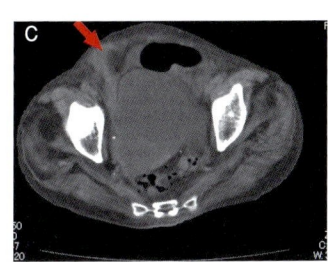

　下腹部痛を主訴として来院する患者の精巣捻転や鼠径・大腿ヘルニア嵌頓なども絶対に見逃さないこと．

鉄則!

- ・必要に応じて陰部・鼠径部の診察をすること！
- ・精巣捻転や鼠径・大腿ヘルニア嵌頓を見逃すな！

　p.67に示すような緊急外科手術適応となる疾患を疑ったら腹部造影CTを撮影してよい．また，鼠径・大腿ヘルニア嵌頓は身体診察ではなく腹部造影CTで発見されることもある．イレウスの患者のときには，身体診察で見逃されていることがあるので画像でも鼠径部をよく観察する必要がある．図6，7に，

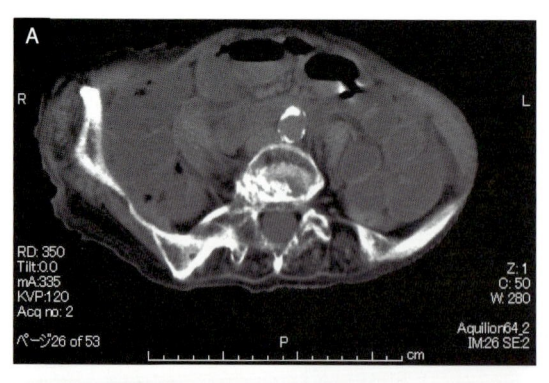

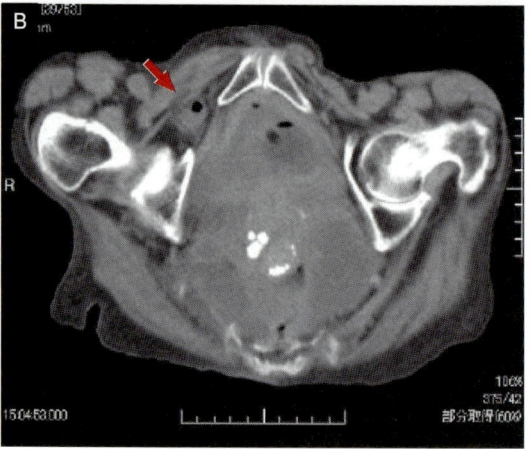

図7 ■ **84歳女性. 右閉鎖孔ヘルニア嵌頓による絞扼性イレウス**
A：拡張した小腸内にniveauを認める.
B：右閉鎖孔（→）に小腸が嵌頓している.

 鼠径ヘルニア，右閉鎖孔ヘルニアによる絞扼性イレウスの症例をそれぞれ示す.

> **ポイント**
>
> 消化管穿孔にだまされるな！

　消化管穿孔は穿孔部が大網によって被覆されると疼痛が完全に消失することがある．このようなとき診断はガス痛などの内臓痛や疝痛と誤診されやすい．また，このような消化管穿孔の腹痛はブスコパン®に反応して腹痛がほぼ完全に消失することがある．**鑑別診断の鍵は，疼痛時の身体診察である**．消化管穿孔の場合，疼痛時には筋性防御や反跳圧痛が生じるが，ガス痛などの機能性腹痛ではこれらの腹膜刺激症状は原則として認められない．

memo

外科疾患が否定的ならば，最も頻度が高いのが内科疾患による腹痛である．内科的腹痛の鑑別診断には以下のようなものがある．

内科的腹痛の鑑別診断

【心　臓】心筋梗塞，心外膜炎など
【血　管】腹部大動脈瘤など
【　肺　】肺炎，胸膜炎など
【消化器】消化管：食道　　　：Boerhaave症候群など
　　　　　　　　　胃　　　　：胃炎など
　　　　　　　　　十二指腸：十二指腸潰瘍など
　　　　　　　　　小腸　　：小腸閉塞（SBO）など
　　　　　　　　　虫垂　　：急性虫垂炎など
　　　　　　　　　大腸　　：急性腸炎，炎症性腸疾患，
　　　　　　　　　　　　　　便秘など
　　　　　　　　　S状結腸：憩室炎など
　　　　　　　　　結腸　　：膿瘍など
　　　　　肝　　：　　　　　肝炎，門脈血栓など
　　　　　胆嚢　：　　　　　胆石など
　　　　　膵臓　：　　　　　急性膵炎など
【脾　臓】脾膿瘍など
【泌尿器】嚢胞腎，腎梗塞，尿管結石，水腎症，精巣捻転，精巣上体炎など
【腹　膜】腹膜炎，鼠径ヘルニア，腹直筋血腫など
【後腹膜】後腹膜出血など

【皮　膚】帯状疱疹など
【内分泌】糖尿病性ケトアシドーシス，アルコール性ケトアシドーシス，急性副腎不全，高カルシウム血症など
【血　液】急性白血病など
【代謝性】尿毒症，急性間欠性ポルフィリン症，家族性地中海熱など
【感　染】膀胱炎，腹腔内膿瘍，伝染性単核球症，リウマチ熱など
【炎　症】Henoch-Schönlein紫斑病など
【中　毒】鉛中毒，麻薬離脱など
【手術後】PEIT（経皮的エタノール注入療法）やTAE（経カテーテル的動脈塞栓術）後など

　内科的疾患の鑑別診断は上記のように胸腔内と腹腔内臓器を考えればよい．しかし，**内分泌・血液・代謝性・感染・炎症・中毒などの全身性疾患は特定の胸腔内と腹腔内臓器の疾患ではないので見逃されやすい．**

ポイント

全身性疾患による腹痛を見逃すな！

　全身性疾患による腹痛の中でも頻度が高いのは，糖尿病性ケトアシドーシスである．したがって，糖尿病性ケトアシドーシスの疑いがあれば必ず検査する．

ポイント

・血糖＞250mg/dLの腹痛の患者では必ず糖尿病性ケトアシドーシスを否定する
・動脈血ガス検査および尿ケトン体検査を追加！

鉄則!
精神科疾患は必ず器質的疾患を否定してから行う!

　精神科的腹痛とされている器質的疾患は多い．便秘，慢性膵炎，薬剤の副作用，結核性腹膜炎，SLE，腸管の壁側腹膜への癒着などである．したがって，精神科的腹痛と言う前にはあらゆる疾患を疑って，必ず十二分に検査を行う必要がある．

　そして，もしも精神科疾患による腹痛と診断するのであるならば，必ず正確にどの精神科疾患になるのか診断して，その精神科疾患に対して治療を行いそれに伴って腹痛も改善しなければならない．

　精神科疾患による腹痛の原因疾患としては，頻度的におそらく過敏性腸症候群が最も多いであろう．過敏性腸症候群は1回の診察で診断を推定することは可能であるが，診断を確定するためには長期的にフォローアップする必要がある．過敏性腸症候群には2000年のRome Ⅲの診断基準があるので，それに基づいて診断すべきである．

　過敏性腸症候群は軽症ならば消化管作動薬で治療可能であるが，重症の場合には抗うつ薬などの向精神薬が著効することがある．したがって，適切な専門医によるフォローが絶対に必要である．

memo

第Ⅱ部 各論

6. 小児・高齢者へのアプローチ

小児と高齢者は成人と生理学的特徴が異なるので，診療上特に注意を要する．小児や高齢者を診療するときには，原則としてovertriageして診療した方がよい．

1 小児へのアプローチ

小児は自分で正確に症状を伝達できないこと，診療に協力しないこと，そして，病状の進展が速いことなどの理由により，成人診療と比較して診療が困難である．

鉄則 !
親が「子どもがおかしい」と言ったら，その言葉を真に受けろ！

子どもをいつも見ているのは親である．その親が「子どもがおかしい」と言ったら，まずその言葉に間違いない．「神経質な親だ」，「素人の心配性」などと決め付けないで，真剣に診療すべきである．

鉄則 !
必要な検査や治療ならば，子どもが泣いたりわめいたりしても，押さえつけてでもすること！

子どもに「病気や怪我の検査や治療のために一時的に苦痛を伴うことがあり，患者はそれに耐えなければならない」と説明して理解を得るのを期待することは困難である．したがって，必要な検査や治療のときには心を鬼にして行う．

> **小児の腹痛の原因疾患**
> ・便秘・急性虫垂炎など
> ・小児特有の腸間膜回転異常などの先天的異常
> ・鼠径ヘルニアなどの嵌頓ヘルニア
> ・糖尿病性ケトアシドーシス・Henoch-Schönlein紫斑病や溶血性尿毒症症候群などの全身性疾患
> ・精巣捻転や卵巣捻転など

2 高齢者へのアプローチ

　高齢者は認知症がある場合には症状を正確に伝達できない場合があること，我慢強い患者では症状を軽く言う場合があること，また，重症な疾患でも身体所見や検査所見に乏しいことなどの特徴がある．認知症の高齢者でも家族やヘルパーなどが「いつもと違う」，あるいは，「おかしい」と言っているのであれば，小児と同じように真剣に診療すべきである．

> **高齢者の腹痛の原因疾患で頻度の高いもの**
> ・急性胆嚢炎
> ・大腸癌
> ・悪性腫瘍
> ・イレウス
> ・消化性潰瘍
> ・嵌頓ヘルニア
> ・虫垂炎
> ・憩室炎
> ・急性膵炎など

第Ⅱ部 各論
7. 特殊な腹痛のパターン

特別な腹痛のパターンでは以下のように診断が絞られる.

【腹痛・嘔吐】
- 心血管疾患（急性冠症候群など）
- 消化器疾患（急性胃炎，急性膵炎，急性胆嚢炎，**急性虫垂炎**※，絞扼性イレウスなど）

  ※急性虫垂炎は見逃されやすいので注意すること．必ずしもMcBurney点圧痛が出現するとは限らない．したがって，疑ったら腹部骨盤造影CTを撮影すること．

- 代謝・内分泌疾患（DKA，AKAなど）
- 泌尿器疾患（尿管結石，腎盂腎炎など）
- 産婦人科疾患（妊娠性悪阻，骨盤内炎症症候群など）
- 薬物（ジゴキシンなど）
- アレルギー疾患
- 精神科疾患（拒食症など）など

【腹痛・嘔吐・下痢】
- 急性胃腸炎
- 中毒（薬物やきのこなどの自然毒など）
- 腹腔内膿瘍
- 腹部大動脈瘤など

【腹痛・下痢】
- 急性では機能性下痢と急性腸炎
- 慢性では慢性下痢の鑑別疾患を考える

【腹痛・下痢・便秘】
- 便秘症，過敏性腸症候群

> 【腹痛・吐血・黒色便】
> ・上部消化管出血
>
> 【腹痛・下血】
> ・下部または上部消化管出血
>
> 【肝硬変患者の腹痛】
> ・肝細胞癌破裂，特発性細菌性腹膜炎

memo

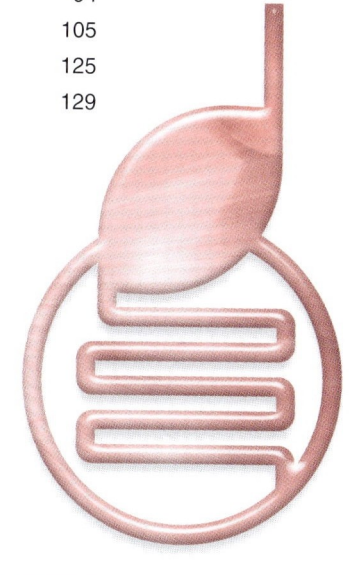

第Ⅲ部　検査

1. 血液検査　　　　　　84
2. 尿・便検査　　　　　92
3. 画像検査
   ①単純X線写真　　　94
   ②CT　　　　　　　105
   ③腹部エコー　　　125
   ④内視鏡　　　　　129

1 適応

> **ポイント**
>
> 中等症以上の腹痛は，診断および鎮痙薬静注などの治療も兼ねて採血検査をして点滴ラインを確保する．
>
> 【検査項目】中等症：血算・生化学
> 　　　　　　重　症：血算・生化学・凝固・血液型・クロスマッチ

特別な病態を疑うときには，適宜血液検査を追加する．

- Murphy's sign陽性⇒肝胆膵酵素（p.89参照）
- DKA⇒簡易血糖検査
- 大腸癌⇒CEA，CA19-9

2 白血球

> **ポイント**
>
> - 白血球＞15,000個/mm^3⇒腹部造影CT
> - 白血球が基準値以内でも重篤な疾患であることがある

筆者の経験的に，白血球＞15,000個/mm^{3}は腹部身体所見が正常でも重篤な疾患が存在する可能性が高いので，腹部エコーまたは/および腹部造影CTを施行するようにしている．

NSAIDやステロイド薬を常用している患者や，感染症があって抗菌薬を投与されている患者は，白血球が基準値以内であっても必ずしも炎症反応を否定できない．また，急性虫垂炎や消化管穿孔では，必ずしも白血球が上昇しないことがある．したがって，白血球が基準値以内だからといってすべての患者が正常とは言えないことに注意する．

> **ポイント**
>
> 白血球分画で類白血病反応を認めたときには，腹腔内膿瘍を強く疑え！

腹痛の患者で白血球分画に類白血病反応を認めたときには，腹腔内膿瘍を強く疑う．腹部造影CTを撮影し，血液培養2セットを採取後，腹腔内膿瘍による敗血症として広域抗生物質を投与する．

3 Hb/Hct

> **ポイント**
>
> ・出血の超急性期には，Hb/Hctは低下しない
> ・Hb 1g/dLの低下＝推定出血量約250～300mL

出血の超急性期にはHb/Hctは低下しないので，Hb/Hctは出血量のリアルタイムのパラメーターにはならない．出血でHb/Hctが低下するのは，通常6時間以上経過してからである．出血の急性期のリアルタイムのパラメーターは収縮期血圧である．

出血性疾患の最初の採血のHb/Hctはベースラインとみなすべきである．

また，Hb/Hctをフォローすれば，出血量を推定できる．

> **ポイント**
>
> 貧血を認めたら,出血を疑う.
> ・消化管出血か?(便潜血?BUN/Cre比?)
> ・腹腔内出血か?(腹部エコー?腹部造影CT?)

　腹痛の患者で貧血を起こすとしたら,消化管出血か腹腔内出血である.したがって,出血源を検索するために病歴を確認するのは言うまでもなく,病歴が明らかでないときには消化管出血か腹腔内出血かを考える.消化管出血を疑うときには,直腸診による便潜血反応をみたりBUN/Cre比が上昇していないかをみる.また腹腔内出血を疑うときには,腹部エコーで腹水をスクリーニングするか,必要があれば腹部造影CTを撮影してもよい.

4 血小板

> **ポイント**
>
> 血小板減少症⇒出血,重症感染症,肝硬変を疑え!

　血小板減少症があれば,出血性病変や重症感染症によるDICを疑う.また,もともと肝硬変などで血小板が低いということもありうる.DICや肝硬変を疑うならば,凝固能検査も追加する.

5 BUN/Cre比

> **ポイント**
>
> BUN/Cre比>20⇒脱水あるいは消化管出血

　BUN/Cre比は検査データでは計算されて表示されない.自分で計算しなければ見落としてしまうので,十二分に注意が必要

である．BUN/Cre比＞20のときには，脱水か消化管出血を疑う．脱水でも消化管の虚血が起こり腹痛を起こすことがある．消化管出血を疑えば，黒色便や吐下血などの病歴をもう一度確認するとともに，直腸診による便潜血反応をチェックする．

6 血糖

鉄則！

血糖＞250mg/dL
⇒DKA（動脈血ガスと尿ケトン体をチェック）を疑え！

代謝・内分泌性疾患による腹痛の中でDKAは最も頻度が高い疾患である．見逃すと患者は試験開腹術を含めて全く異なる治療を受けることになる．腹痛の患者でもしも血糖値が250mg/dLよりも高ければ，DKAを否定するために念のため動脈血ガスと尿ケトン体をチェックする．

7 LD

ポイント

特異的にLD上昇
⇒腎梗塞あるいは血球貪食症候群を疑え！

腹痛の患者で特異的にLDが上昇している場合には，腎梗塞と血球貪食症候群を疑う．

既往歴に心房細動があり腹痛が側腹部痛の場合には腎梗塞を疑い，腹部造影CTを撮影する．LDが特異的に上昇し，凝固能異常がある場合には，血球貪食症候群を疑ってトリグリセリド，フィブリノゲンやフェリチンなどの検査を追加する．

図中のラベル:

胆石症
TBIL →
LD →
ALP →
γ-GT →
AMY →

総胆管結石
TBIL ↑
LD ↑
ALP ↑
γ-GT ↑
AMY →

Santorini管（副膵管）

総胆管結石による急性膵炎
TBIL ↑
LD ↑
ALP ↑
γ-GT ↑
AMY ↑

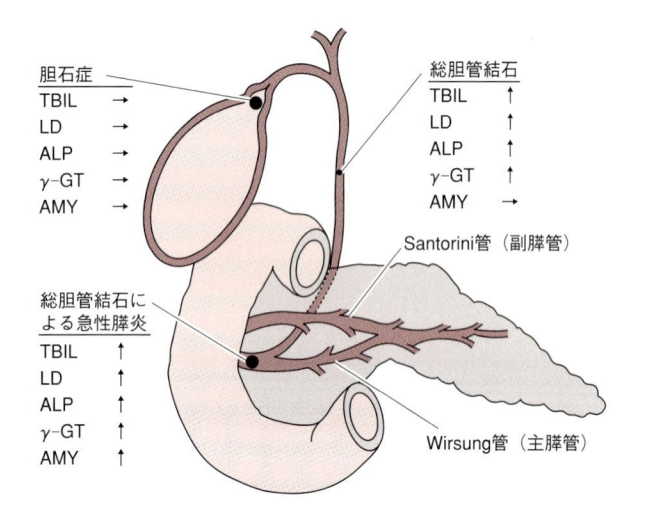

Wirsung管（主膵管）

図 ■ 肝胆膵酵素の動向による胆管の閉塞部位の推測
参考文献1より転載．

8 BIL

鉄則！
BIL高値⇒胆道閉塞の否定

　BILが高値のときには，胆道閉塞を考えて，胆道系および膵酵素をチェックする．すなわち，LD，ALP，γ-GT，AMYをチェックする．もしもLD，ALP，γ-GT，AMYが上昇していれば，胆道閉塞を考え，腹部造影CTを撮影する．図に示すようにLD，ALP，γ-GT，AMYの動向で，胆道閉塞部位が予測できる．

　また，BILのみが特異的に上昇する病態として，外傷性高BIL血症と，敗血症に伴う高BIL血症などが知られている．

9 肝胆膵酵素

ポイント

- 肝酵素のみ上昇⇒肝実質障害
- BIL, LD, ALP, γ-GTのみ上昇⇒胆管閉塞のみ
- BIL, LD, ALP, γ-GT＋**AMYの上昇**
  ⇒胆管＋膵管の閉塞

図に示すように肝胆膵酵素の動向から胆管の閉塞部位が予測できる．

10 アミラーゼ

鉄則！

高アミラーゼ血症⇒腹部造影CT

腹痛と高アミラーゼ血症には，表に示す原因疾患がある．したがって，診断を特定するために腹部造影CTが必要である．

ポイント

- 「アミラーゼ高値＝膵炎」ではない
- アミラーゼ正常の膵炎もある

表のように腹痛と高アミラーゼ血症の鑑別診断には，膵炎の他に多数存在する．だから，膵炎と診断するためには画像で膵臓融解像を示さなければならない．

一方，アミラーゼが正常でも腹部造影CTを撮影して**膵臓融解像**が認められれば，この場合膵炎が強く疑われる．このようにアミラーゼ正常の膵炎は，高トリグリセリド血症やアルコールによる膵炎で認められる．このときには，尿中アミラーゼや血清リパーゼを追加する．

表 ■ 腹痛と高アミラーゼ血症の原因疾患

参考文献2より著者改変.

膵疾患
膵炎
膵炎の合併症（膵仮性嚢胞，膵膿瘍）
外傷（手術，ERCPを含む）
膵管閉塞
膵腫瘍
嚢胞線維症

消化管疾患
消化性潰瘍の穿通もしくは穿孔
腸管の穿通もしくは穿孔
腸間膜動脈の閉塞
虫垂炎
肝疾患（肝炎，肝硬変）

婦人科疾患
子宮外妊娠の破裂
卵巣嚢胞
骨盤感染

膵以外の腫瘍性病変
卵巣，前立腺，肺，食道，胸腺の充実性腫瘍
多発性骨髄腫
褐色細胞腫

その他
腎不全
腎移植
アシドーシス（ケトン性，非ケトン性）
妊娠
薬剤性（モルヒネ，利尿薬，ステロイド）
急性大動脈解離
術後（外傷以外）
食思不振，神経性食思不振
特発性

11 原因不明の腹痛

ポイント

原因不明の腹痛⇒カルシウム，リンと動脈血ガスの追加

　血液検査や腹部造影CTを撮影しても診断不明の腹痛には，見逃しをなくすためにカルシウム，リンと動脈血ガス検査を追加する．これは，高カルシウム血症による腹痛とアルコール性ケトアシドーシスなどによる代謝性疾患による腹痛をスクリーニングするためである．カルシウムとリンを同時に測るのは，もしも高カルシウム血症があった場合リンの値でその原因が予測できるからである．

参考文献

1) 上腹部痛を主訴とした58歳の男性．済生会福岡総合病院カンファレンス・リポート [8]（岡松秀治，田中和豊　著）ERマガジン，3(2)：153-159，2006
2) 急性膵炎の診断．表15　高アミラーゼ血症の原因となる病態．「エビデンスに基づいた急性膵炎の診療ガイドライン（第2版）」（急性膵炎の診療ガイドライン第2版作成出版委員会　編）金原出版，55，2008

memo

1 妊娠反応

鉄則!
妊娠可能なすべての女性の腹痛には尿妊娠反応を行う．

　尿妊娠反応は患者本人が妊娠を否定しても陽性の場合があるため，原則として施行すべきである．

2 潜血

ポイント
「尿潜血陽性＝尿管結石」ではない！

　「尿潜血陽性＝尿管結石」と考えがちであるが，尿潜血は尿管結石以外の疾患でも陽性になる．もともと無症状で尿潜血陽性の人もいれば，腹痛だけでも陽性となることもあり，致死的な疾患としては大動脈瘤破裂でも陽性となることがある．したがって，尿潜血陽性の結果をみて短絡的に尿管結石の診断としないことが重要である．

3 白血球反応

> **ポイント**
> 「尿白血球反応陽性＝尿路感染症」ではない！

尿白血球反応は，尿路感染症以外にももともと陽性の人もいるし，Foleyカテーテルを挿入している患者なども異物の刺激で陽性となる．したがって，短絡的に「尿白血球反応陽性＝尿路感染症」と診断してはならない．急性虫垂炎，骨盤内炎症症候群や感染性心内膜炎などの疾患でも尿白血球は陽性になることがあるので注意が必要である．

診断として腎盂腎炎を疑うときは，尿培養を提出する．

4 便CD反応

抗菌薬投与歴のある下痢の患者には，偽膜性大腸炎を疑って，便CD反応を提出する．

陽性ならば偽膜性大腸炎として治療すべきである．治療については，第Ⅴ部1①9 偽膜性大腸炎（p.164）を参照のこと．

5 便培養

集団発生の食中毒や海外旅行後の急性腸炎の場合には，確定診断のために便培養も提出して，外来でフォローした方がよい．

第Ⅲ部 検査

3. 画像検査
① 単純X線写真

1 適応と禁忌

重度内臓痛（疝痛）と軽度内臓痛などの中等症以下の腹痛の患者で，以下の場合には放射線科で単純X線写真を撮影する．

> **放射線科での単純X線写真撮影の適応**
> ・スクリーニング
> ・イレウス（小腸閉塞や大腸閉塞など）や便秘などの疾患を疑う場合

この場合には，単純X線写真は原則として，胸部（P→A）および腹部（立位と臥位）の3枚のX線写真を撮影する．

これらの胸部および腹部単純X線写真を放射線科で撮る際，患者は起立して撮影するので，**体液量が減少している患者は低血圧となり失神して転倒する恐れがある**．したがって，腹痛の患者で下記の疾患が疑われるときには，単純X線写真撮影は禁忌である．

> **放射線科での単純X線写真撮影が禁忌の疾患**
> **（＝ポータブル単純X線写真の適応）**
> ・急性冠症候群
> ・大動脈解離
> ・腹腔内出血
> ・肝細胞癌破裂

- abdominal apoplexy
- 腹部大動脈瘤破裂
- 子宮外妊娠破裂
- 消化管出血
- 著明な体液量減少（重症嘔吐や下痢など）

　これらの疾患や病態のときには，放射線科で単純X線写真を撮影するのではなく，ポータブルX線写真を撮影する．ただし，腹部単純X線写真の場合，臥位だけの腹部単純X線写真には診断的には情報量が少なく意味がないことが多い．このため，患者が起立不可能なときには，単純X線写真撮影よりも腹部エコーや腹部CT検査を考えた方がよい．

　腹部単純X線写真の系統的な読影法については，「腹部単純X線写真読影テキスト―系統的読影のための基本的アプローチ」（大場　覚　著，文光堂）を参照のこと．

　以下に，典型的な腹部単純X線写真の所見を記載する．

2 便秘

ポイント

大量の便やガスの貯留 ⇒ 便秘

　小腸と大腸を口側から肛門側まで順に追って行き，図1の症例のように直腸まで便やガスが追えれば閉塞性便秘は否定的である．逆に便秘の患者で小腸と大腸を口側から肛門側まで順に追って行って，ある部位よりも肛門側に便やガスが認められないときには，閉塞性便秘を強く疑って，腹部造影CTを撮影する．

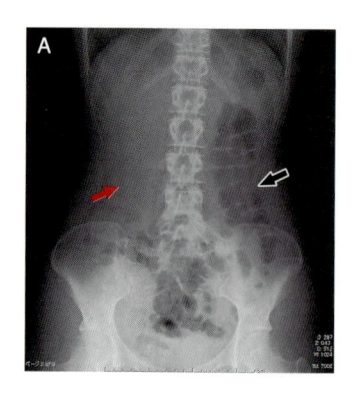

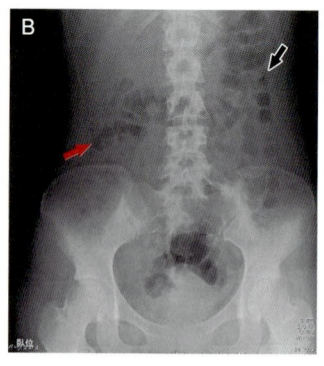

図1 ■ 24歳女性．上腹部痛および右下腹部圧痛．便秘症の診断
A，B：結腸内に大量のガス（➡）と上行結腸内に便塊（➡）が認められる．

3 小腸閉塞

ポイント

小腸にniveau（air-fluid level）
⇒SBO（小腸閉塞）を疑え！

　小腸閉塞には，術後の麻痺性イレウスのような機能的閉塞と絞扼性イレウスのような機械的閉塞の2種類がある．この2つの種類のイレウスを臨床的に鑑別することは非常に大切である．

ポイント

「niveau（air-fluid level）＝イレウス」ではない！

　図2の症例のように，便秘などで腸管の動きが悪いときにも腹部X線写真でniveau（air-fluid level）が観察されることがある．したがって，「niveau（air-fluid level）＝イレウス」と短絡的に診断しない．イレウスは排ガスや排便症状がないな

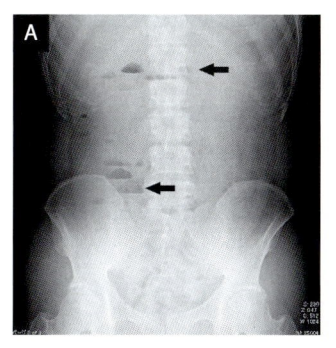

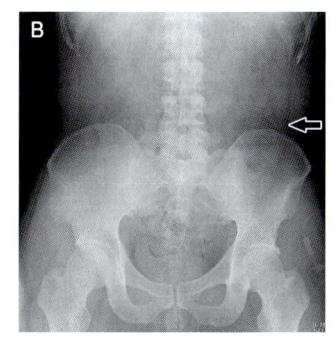

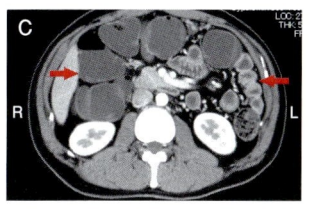

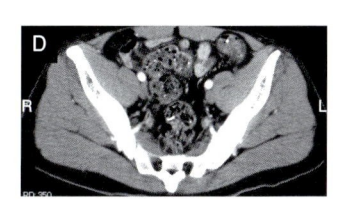

図2 ■ 37歳男性．腹痛と嘔気で救急車搬送．糞便性イレウス

A：小腸にniveauの所見．SBOの診断（→）．
B：下行結腸に便塊が認められる（→）．
C：拡張した結腸と小腸（→）．
D：直腸に糞便．

この症例は小腸にniveauが認められSBOと診断された．その原因として下行結腸以下にある糞便を疑い浣腸後著明に症状が改善したため，糞便性イレウスと診断した．

どの閉塞症状がなければ診断できない．

典型的な術後の麻痺性イレウスなどの機能的閉塞のときには，原則として腹部CTは不要である．しかし，絞扼性イレウスなどの機械的閉塞を疑うときには，腹部造影CTを撮影する．

4 大腸閉塞

腹部単純X線写真でniveauを追って，大腸を閉塞部位として疑うときには，腹部造影CTを撮影する．この場合，閉塞の原

因として大腸癌を強く疑うときには，大腸癌の転移検索も含めて体幹造影CT（胸部腹部骨盤造影CT）を撮影してもよい．

小腸と異なり，大腸が閉塞しているときには，ほとんどが癌のような機械的閉塞が疑われるので，造影CTが必要となる．

> **ポイント**
>
> 大腸閉塞⇒体幹造影CT

機械的閉塞による大腸閉塞は造影CTで閉塞部位が推定できるので，緊急下部内視鏡検査（通常，S字状結腸内視鏡）で確定診断を兼ねて生検を行う．その後，緊急に閉塞を解除するために，外科にコンサルテーションして緊急ストーマ造設術（通常，横行結腸のloop stoma）を行う．図3に大腸閉塞の症例を示す．

5 腸管の拡張

> **ポイント**
>
> 過度の腸管の拡張⇒消化管閉塞を疑う

機械的消化管閉塞を強く疑うならば，腹部造影CTを撮影する．

6 腹水

> **ポイント**
>
> 腸管が腹部の中心にある⇒腹水を疑え

図4の腹部X線写真のように腸管が腹部中心に集まっているときには，大量腹水を疑う．この場合，腹部エコーか腹部造影CTで腹水を確認する．

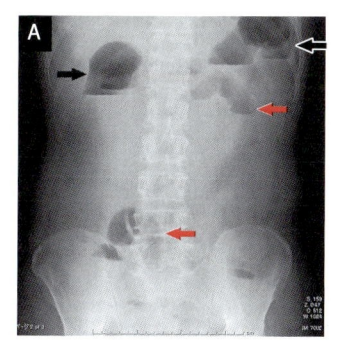

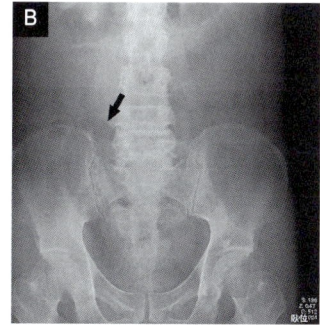

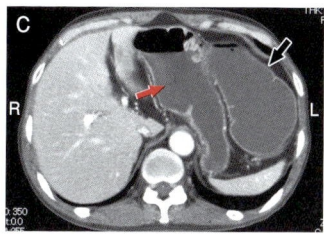

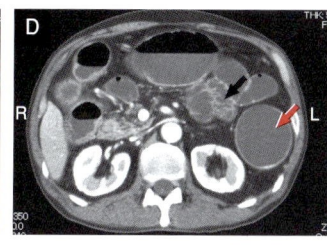

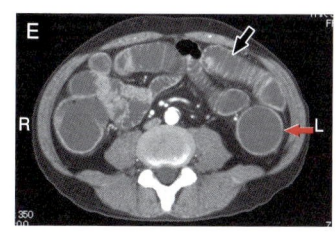

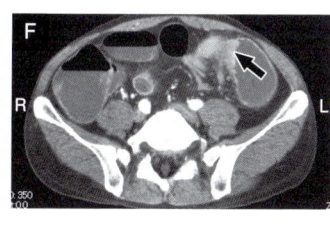

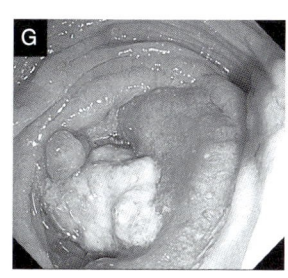

図3 60歳男性．便臭を伴う嘔吐と腹痛を主訴に来院した．S状結腸癌による大腸閉塞

- A：小腸（→）と大腸（→）にniveau形成．S状結腸での閉塞が疑われる．
- B：拡張した小腸ループ（→）が認められる．
- C：胃（→）と横行結腸（→）の拡張．
- D, E：小腸（→）と大腸（→）の著明な拡張．
- F：S状結腸に狭窄部位（→）．
- G：下部内視鏡所見．S状結腸癌．カラーアトラス③参照．

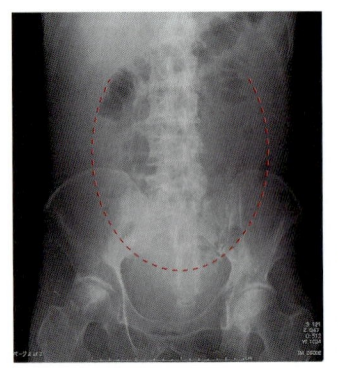

図4 ■ 56歳男性．アルコール性肝硬変による大量腹水

腹部中央部に集まった消化管の所見．破線内に腸管が集まっている．

7 腫瘤

鉄則！

腹部単純X線写真で腫瘤⇒腹部骨盤造影CT

この場合，腫瘤がどの臓器に由来しているのか明らかにするために腹部骨盤造影CTを撮影する．

図5に，腹部単純X線写真で腫瘤がみられた症例を示す．

8 腸腰筋ラインの消失

ポイント

腸腰筋ラインの消失
⇒後腹膜腫瘍あるいは後腹膜血腫（腹部造影CT撮影）

図6に腸腰筋ラインが消失した症例を示す．

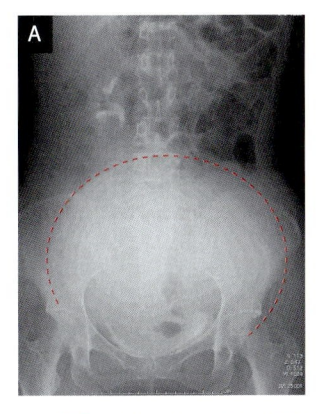

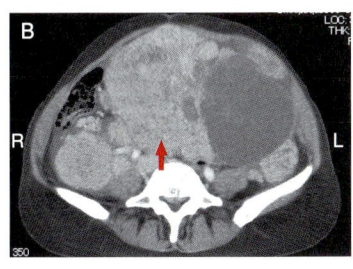

図5 ■ 45歳女性．骨盤内腫瘤

CTで卵巣癌と子宮筋腫と診断．
A：破線内に腫瘤が認められる．
B：骨盤内に不均一な巨大腫瘤（→）が認められる．

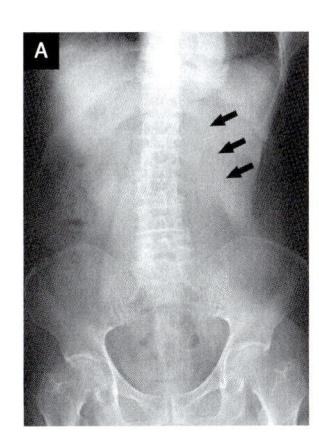

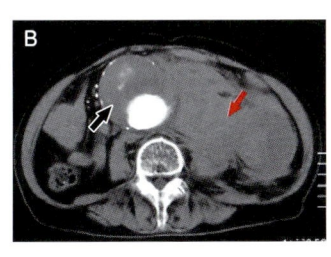

図6 ■ 81歳女性．腹部大動脈瘤破裂による後腹膜血腫

参考文献1より転載．
A：81歳女性．左腸腰筋ラインの消失（→）と腸管の右側への圧迫．
B：破裂した腹部大動脈瘤（→）と後腹膜血腫（→）．

9 free air

鉄則!
free air⇒消化管穿孔を疑え

　消化管穿孔では，胸部単純X線写真あるいは腹部側臥位単純X線写真でfree airが認められるのは約70%以上と言われている[1]．したがって，消化管穿孔の患者全例に単純X線写真でfree airが出現するわけではない．**このため，もしも臨床的に消化管穿孔を疑った場合には，free airを発見することを期待して胸部単純X線写真を撮影するよりも腹部造影CTを撮影した方がよい．**なぜならば，腹部CTの方が微量のfree airを検出できるからである．ただし，胸腹部単純X線写真を撮影してそこでfree airが認められれば，それ以上に腹部造影CT検査を追加する必要は必ずしもない．

　また，消化管穿孔を疑っても胸部単純X線写真でfree airが認められない場合に，free airを観察するために胃管を挿入して空気を注入して再度胸部単純X線写真を撮影するという方法が過去に行われたこともあったようである．しかし，このような方法は穿孔を増悪させる危険性があるので避けるべきである．

　free airと考えるとつい消化管穿孔と考えがちである．しかし，画像所見の鑑別診断としては，消化管穿孔の他に，腹腔内に炭酸ガスを注入したためにfree airが出現する「腹腔鏡手術後」であることもありうる．

　腹腔鏡手術歴がない患者にfree airが存在すれば消化管穿孔とほぼ確定診断できるが，逆にfree airがない場合には完全に消化管穿孔は否定できないことに注意する．

　図7に消化管穿孔の症例を示す．

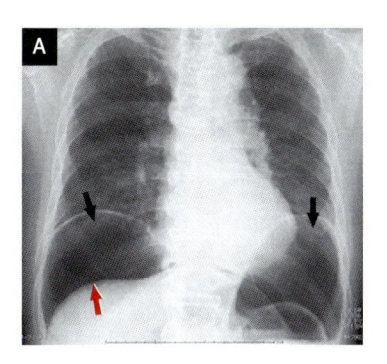

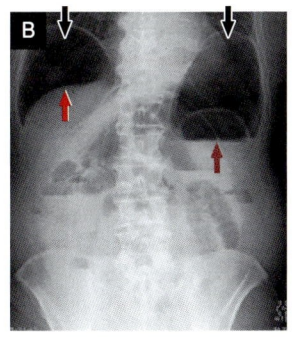

図7 62歳男性．消化管穿孔．両側の横隔膜下に大量のfree air
A, B：両側横隔膜下のfree air（→）．
横隔膜の直下にairがある．腸管内のairではない．niveauと間違えないこと．右側のfree air内に肝臓のなだらかな上面（→）が抽出されている．これはairが腸管内ではなく腹腔内にある決定的証拠である．airが腸管内にあるniveauでは，左側のniveau（→）のようにairの下面は水平になる．

10 CT撮影基準

単純X線写真で以下の所見があった場合には，腹部骨盤造影CTを撮影することを勧める．腹部単純X線写真では診断に限界があるので，疑わしい場合には腹部CTを撮影することが大切である．

腹部骨盤造影CTの撮影が望ましい所見

- 機械的閉塞（閉塞性便秘，絞扼性イレウス，内ヘルニア，大腸閉塞など）
- 腹水
- 腫瘤
- 後腹膜腫瘍あるいは血腫
- free air

参考文献
1) 転倒・意識障害で搬入された81歳の女性. 済生会福岡総合病院臨床教育部カンファレンス・レポート [2] (竹重暢之, 前谷和秀, 田中和豊 著) ERマガジン, 2 (2) : 134-137,2005

memo

第Ⅲ部 検査

3. 画像検査
② CT

1 適応

以下のいずれかの所見がある場合には，腹部骨盤造影CTを撮影することを勧める．

- 重症急性腹症
- 腹膜刺激症状（筋性防御，反跳圧痛など）
- 鎮痛薬でコントロールされない腹痛
- 激しい嘔吐（腹痛や腹部所見がなくても**急性虫垂炎**の可能性あり）
- 末梢血白血球＞15,000個/mm^3
- Murphy's sign陽性のとき
- 尿管結石を疑うとき（単純CTでよい）
- 腹部単純Ｘ線写真で以下の所見が疑われるとき
  a) 機械的閉塞（閉塞性便秘，絞扼性イレウス，内ヘルニア，大腸閉塞など）
  b) 腹水
  c) 腫瘤
  d) 後腹膜腫瘍あるいは後腹膜血腫

CTを撮影するときには，必ず単純CTを撮影するのか造影CTを撮影するのかを考える．尿管結石を疑うときには，とりあえず単純CTでよい．大動脈解離を疑うときには，血栓閉塞型もあり得るので，単純と造影の両方を撮影する．造影CTの撮影方法には，より詳細には動脈相・門脈相・肝静脈相・平衡相があるが，通常は動脈相だけで十分である．

また，虫垂炎などで虫垂を検索するときには，放射線技師に頼んで通常の横断面だけでなく冠状断・矢状断の画像を追加してもらうとより正確に読影できるようになる．

2 尿管結石

> **ポイント**
>
> 尿管結石⇒腹部単純CT（腹部単純X線写真や腹部造影CTではない！）

　尿管結石と確定診断するためには，画像検査で尿管結石の所見があること，および，他の疾患でないことの2つの条件が必要である．この尿管結石の確定診断のための画像検査として，2つの条件を満たす必要十分な検査は，腹部**単純**CTである．

　腹部単純X線写真では尿管結石が見つかる可能性は低く，かつ，他の疾患を腹部単純X線写真で除外診断することは困難である．過去には，尿管結石の確定診断は経静脈的腎盂造影であった．しかし，この検査では尿管結石と確定することはできるが，他の疾患の診断あるいは否定が不可能である．

　このため，尿管結石と診断して，かつ，他の疾患を診断あるいは否定する最適の検査は，腹部単純CTということになる．尿管結石の結石はほとんどカルシウム結石であるので，腹部単純CTでそのほとんどを発見することができる．そして，腹部単純CT検査では造影剤を使用しなくても，水腎症・消化管穿孔・急性膵炎・腹部大動脈瘤などの尿管結石以外の疾患もピックアップできるのである．また，尿酸結石などのX線透過性の結石もCTには映るとされている．X線が透過するのはKUBなどの単純X線写真のときである．

　実際に尿管結石の診断の際，経静脈的腎盂造影の感度は

64〜90%で特異度は94〜100%である．一方，腹部単純CTの感度は94〜97%で特異度は96〜99%である[2]．このデータからも尿管結石の確定診断のためには，感度と特異度ともに高い腹部単純CTが最適である．

また，尿管結石の診断のために，過去には腹部造影CTを撮影して，そのあとにKUBを撮影して，経静脈的腎盂造影の代わりにするという方法を用いたこともあった．しかし，上述の感度・特異度を考えると，このような検査方法は意味がないことがわかる．

このように，臨床的に尿管結石を疑うときには，とりあえず腹部単純CTを撮影する．そして，腹部単純CTで尿管結石以外の疾患が疑われるときには，必要があればそれから腹部骨盤造影CTを追加すればよいのである．だから，何でもかんでも腹部造影CTを撮ればよいというものではない．

もしも腹部造影CTで撮影した場合には，尿管結石があると患側の腎臓の造影剤の排泄が遅延する．したがって，片側の造影剤の遅延は尿管結石の間接的証拠となる．

ポイント

片側の腎臓の造影剤の遅延⇒尿管結石

図1に右尿管結石の症例を示す．

3 胃粘膜の肥大

図2，3に胃粘膜幽門部に肥厚を認めた胃潰瘍の症例を示す．

ポイント

胃粘膜や十二指腸粘膜の肥大⇒消化性潰瘍

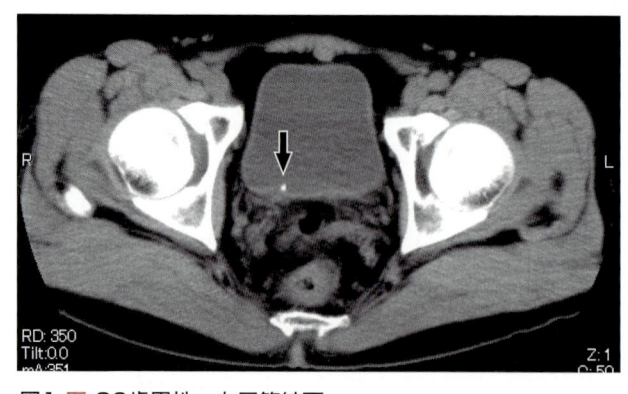

図1 ■ 36歳男性.右尿管結石
右膀胱尿管移行部に結石(➡)が嵌頓している.

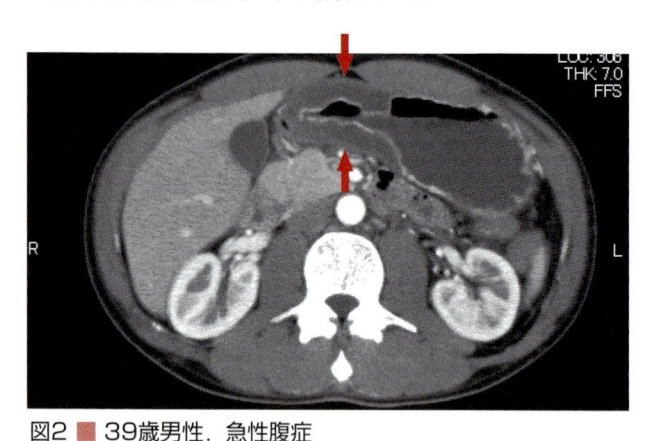

図2 ■ 39歳男性.急性腹症
消化管穿孔を疑って腹部造影CTを撮影.胃粘膜幽門部に肥厚(➡)を認め,胃潰瘍の診断.

4 腹水

図4に十二指腸潰瘍穿孔による腹水の症例を示す.

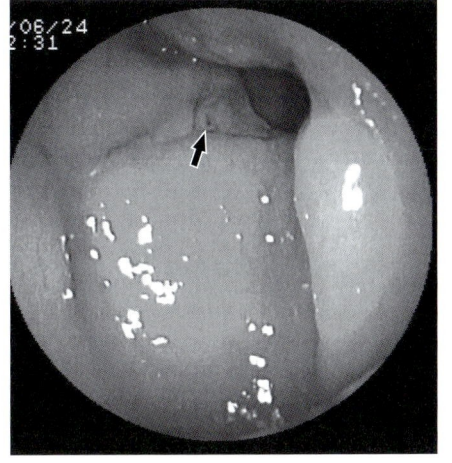

図3 ■ 図2の症例の上部内視鏡所見．胃幽門部潰瘍（→）

カラーアトラス④参照．

ポイント

肝臓周囲の腹水⇒上部消化管穿孔

5 free air（microbubble）

microbubbleは腹部エコーでも検出可能である．しかし，microbubbleの存在を自信を持って否定するためには熟練した腹部エコーの技量がいる．腹部エコーに自信がない者は，素直に腹部造影CT検査を行うべきである．

図5にfree air（microbubble）を認める十二指腸潰瘍穿孔の症例を示す．

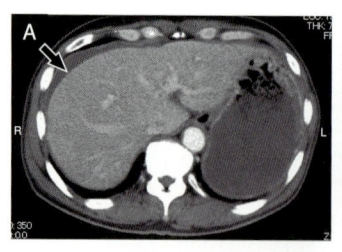

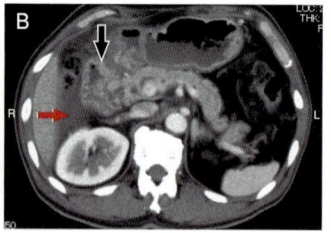

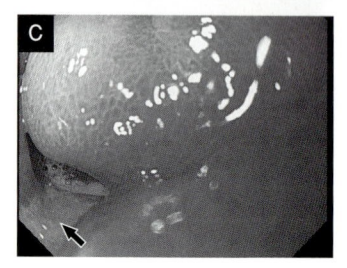

図4 ■ 62歳男性．十二指腸潰瘍穿孔による腹水

A：肝臓前面に腹水（➡）．
B：十二指腸の腫大（➡）と肝下陥凹から流れ込んだと考えられる肝腎陥凹の腹水（➡）．
C：上部内視鏡検査．十二指腸前下壁に穿孔部位と思われる瘢痕（➡）が観察された．カラーアトラス⑤参照．

肝臓前面と肝腎陥凹に腹水が認められる．十二指腸が腫大しているので，十二指腸潰瘍が穿孔して，そこから肝臓前面と肝下陥凹を通って肝腎陥凹に腹水が流れ込んだと考えられる．第Ⅰ部1 図2の腹水の流れ（p.13）を参照のこと．free airは認められないが，このような肝臓周囲の腹水は上部消化管穿孔の状況証拠である．

この症例は手術せずに保存的に治療された．

6 胆嚢炎

腹部CTで以下のいずれの所見があるときには胆嚢炎の診断を考える[3]．

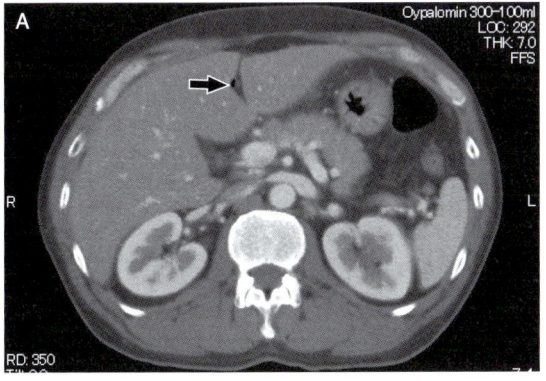

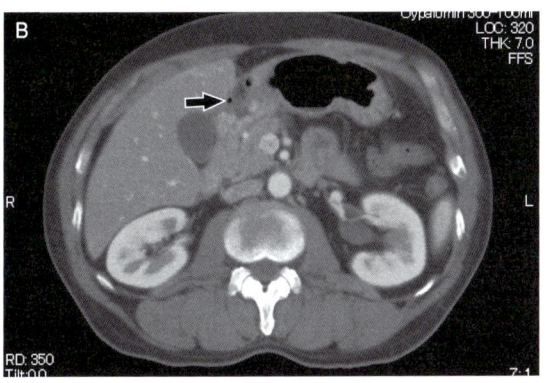

図5 47歳男性．十二指腸潰瘍穿孔

A，B：十二指腸上部にmicrobubble（＝free air）を認める（➡）．
腸管のないところにairが存在するので，腸管内のairではなくfree airである．

胆嚢炎の画像診断基準

- 胆嚢の緊満（長径＞8 cm，短径＞4 cm）
- 胆嚢壁の肥厚（＞4 mm）
- 胆嚢周囲のlow density

図6に気腫性胆嚢炎の症例を示す．

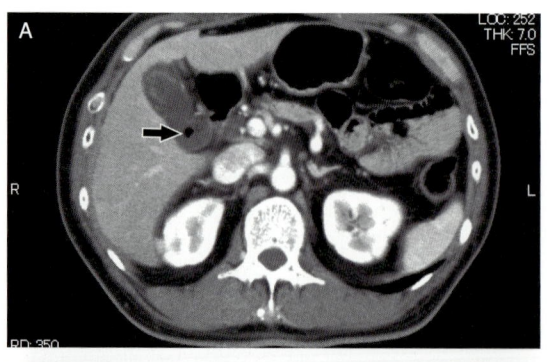

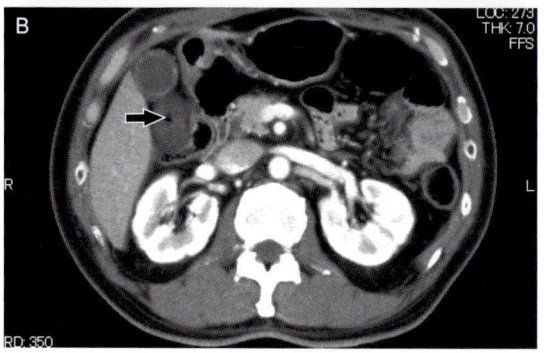

図6 ■ 56歳男性.気腫性胆嚢炎
A,B:胆嚢内にair(➡)を認める.腹腔鏡下胆嚢摘出術を施行した.

7 胆石胆嚢炎

　上記の胆嚢炎の所見に加え,胆石を認めれば胆石胆嚢炎を考える.この場合,同時に総胆管結石を合併していることがあるので,総胆管拡張と膵炎の合併がないかもチェックする.

　図7に胆石胆嚢炎の症例を示す.

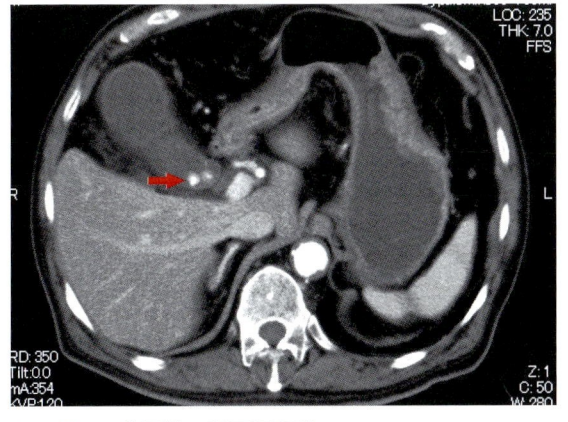

図7 72歳男性．胆石胆囊炎
胆囊頸部に2個胆石（→）が認められる．

8 総胆管結石

ポイント

総胆管の拡張⇒総胆管結石を疑え！

総胆管が拡張する原因には，総胆管結石・総胆管癌による閉塞・膵頭部癌による総胆管の狭窄などが考えられるが，頻度的には総胆管結石が最も多い．総胆管結石は造影CTでははっきり映らないことがあるので，総胆管結石を疑ったら単純と造影CTの両方を撮る．

図8，9に総胆管結石の症例を示す．

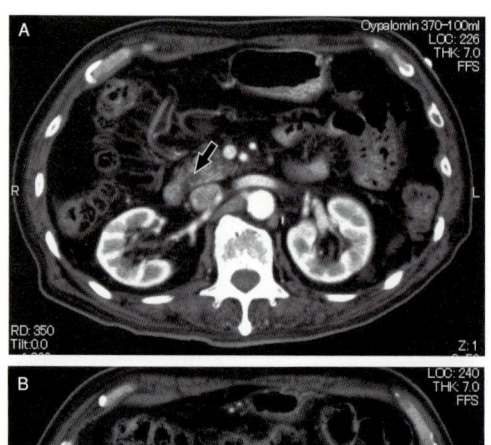

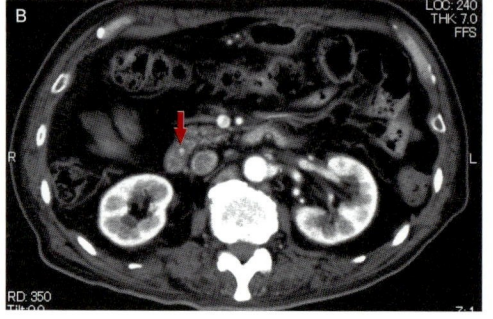

図8 ■ 74歳男性.総胆管結石
総胆管の拡張（A：➡）と総胆管内に結石（B：➡）が認められる.

9 膵炎

ポイント

膵臓の融解像⇒膵炎

急性膵炎，特に高トリグリセリド血症やアルコールによる膵炎の場合には，血清アミラーゼが上昇しない場合がある．このような場合に腹部造影CTで膵臓に融解像を認めれば，積極的に急性膵炎を疑う．

図10に急性膵炎の症例を示す．

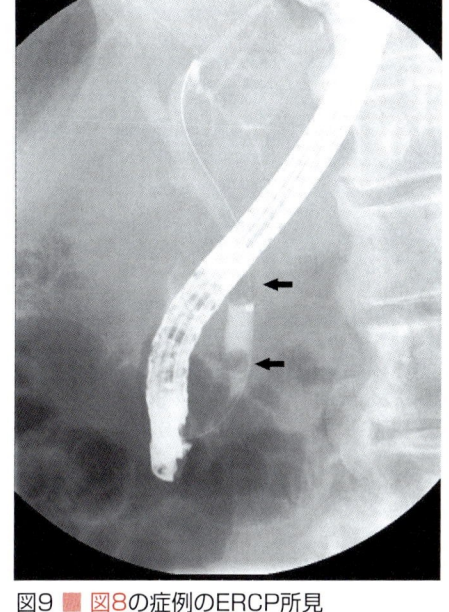

図9 図8の症例のERCP所見
総胆管内に結石が2個（→）認められる．

10 腸管の病変検索
鉄則！

腸管は口側から肛門側まで連続的に追え！

CTでスライスごとに「食道→胃→十二指腸→小腸→盲腸→上行結腸→横行結腸→下行結腸→S状結腸→直腸」の順に面倒くさがらずに腸管を眼で追って病変を検索し，腸管に浮腫や閉塞がないかを確認する．

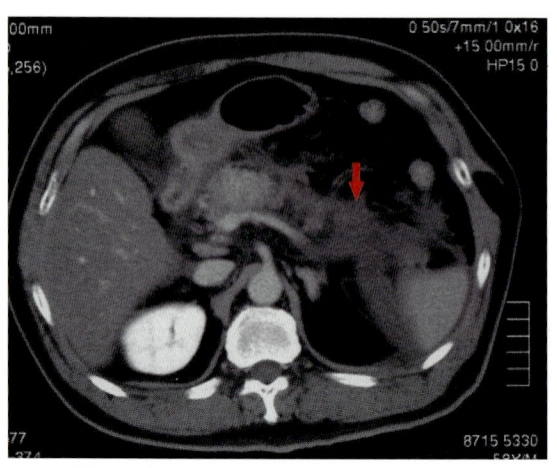

図10 ■ 58歳男性．急性膵炎
参考文献6より転載．
膵臓の融解像（→）．

1）浮腫[4]

> **ポイント**
>
> 腸管壁3mm以上⇒腸管壁の肥厚

腸管壁の肥厚があれば，炎症・腫瘍・虚血などによる腸管の浮腫が考えられる．

2）拡張[5]
①胃拡張

> **ポイント**
>
> 胃拡張⇒胃管を挿入し吸引

胃が液体やガスで拡張している所見があれば，原因としては，蠕動低下などの機能性のものや閉塞のような器質性のものが考えられるが，とりあえず応急処置として経鼻胃管を挿入して吸引する．

②腸管拡張

> **ポイント**
>
> 小腸径3cm以上，大腸径5〜6cm以上⇒腸管拡張

腸管の拡張は，腸炎などによって腸管内でガスが産生されている場合や，拡張側よりも肛門側で腸管が閉塞している場合などが考えられる．

特に大腸径が9〜12cmを超えると，大腸破裂の可能性が高いと言われている[6]．したがって，大腸破裂回避のために緊急手術の適応となる可能性が高い．

鉄則 !

大腸径9〜12cm以上⇒外科緊急コンサルテーション

3) 閉塞

> **ポイント**
>
> 腸管内の液面形成⇒機械的閉塞を疑う

腸管内の液面形成があれば，腸管の機械的閉塞が疑われる．

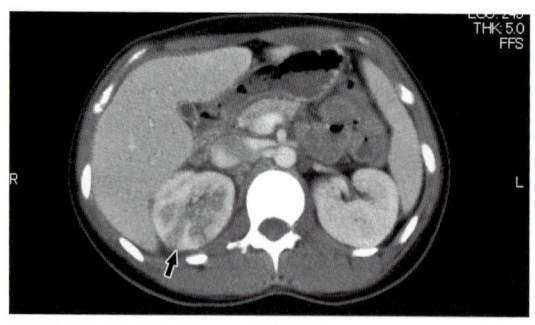

図11 ■ 21歳女性．右腎盂腎炎
右腎臓の造影の遅延がみられる（➡）．

4）非造影

> **ポイント**
>
> 腸管壁が造影されない⇒腸管の虚血・壊死を疑え

　腸管壁が造影されないということは，腸管に血流が行っていないということである．したがって，腸管の虚血や壊死を考える．

11 腎盂腎炎

> **ポイント**
>
> 左右の腎臓に造影の差
> ⇒造影が遅延している側の腎臓の腎盂腎炎

　腎盂腎炎も画像検査で診断可能なのである．
　図11に右腎盂腎炎の症例を示す．

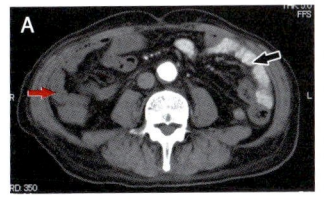

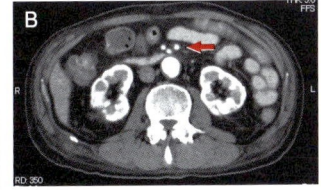

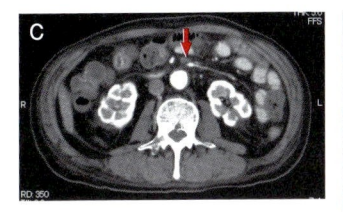

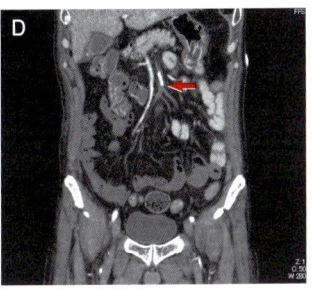

図12 ■ 72歳男性．上腸間膜動脈閉塞症

A：上腸間膜動脈支配領域の腸管が造影されていない（→）のに対して，下腸間膜動脈支配領域の腸管は造影されている（→）．
B：上腸間膜動脈を腹部大動脈から追う．→のように上腸間膜動脈の根幹は造影されている．
C：Bの1つ下のスライスでは，上腸間膜動脈が造影されていない（→）．
D：上腸間膜動脈を冠状断で観察すると→のように造影剤が途絶していこ とがわかる．心房細動の既往もあることから血栓による上腸間膜動脈閉塞症が強く疑われた．緊急開腹手術で血栓除去を行った．

腹部骨盤造影CTの読影では，上腸間膜動脈支配領域の腸管が選択的に造影されないときに上腸間膜動脈閉塞症を疑い，上腸間膜動脈を根幹からたどることができれば診断に行きつくことができる．

12 上腸間膜動脈閉塞症

図12に上腸間膜動脈閉塞症の症例を示す．

> **ポイント**
> ・広範囲の小腸が造影されない
> ・上腸間膜動脈が造影されない
>
> ⇒上腸間膜動脈閉塞症を疑え!

13 虫垂炎[7) 8)]

腹部骨盤造影CTで以下のいずれかの所見が認められれば,急性虫垂炎を疑う.

虫垂炎の画像診断基準
- 虫垂壁の肥厚
- 虫垂径≧6 mm
- 虫垂壁が造影剤で造影される
- 虫垂周囲の脂肪濃度の上昇

図13に急性虫垂炎の症例を示す.

14 憩室炎

図14に憩室炎の症例を示す.

> **ポイント**
> 憩室内の濃度上昇⇒憩室炎

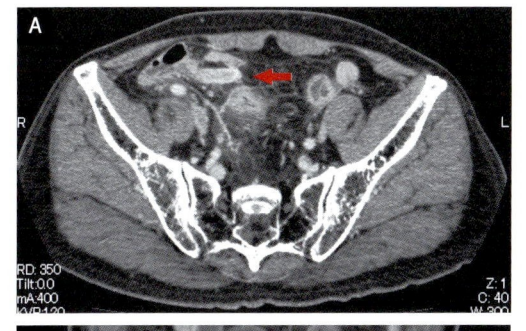

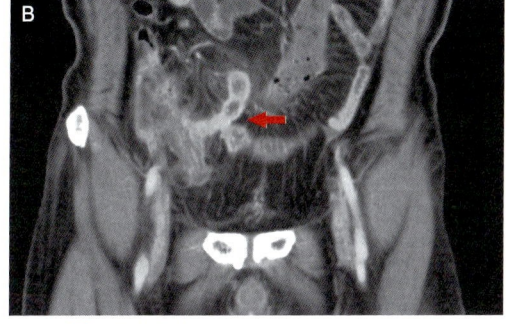

図13 69歳男性．急性虫垂炎
A，B：虫垂壁が肥厚し造影された虫垂（→）．

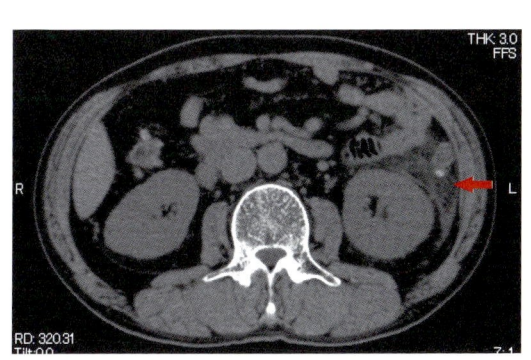

図14 53歳男性．憩室炎
下行結腸の憩室が高濃度で（→）撮影されて，腸管周囲の脂肪組織の濃度の上昇が認められる．

15 虚血性大腸炎

図15，16に虚血性大腸炎の症例を示す．

16 CT値[9]

放射線検査がフィルムからフィルムレスになって以来，コンピュータ上で画像を右クリックすることによって，CT値が読み取れるようになった．

特別な病態のときには，このCT値測定が有効なことがある．

1）脂肪濃度の上昇

> **ポイント**
>
> 脂肪濃度の上昇⇒炎症のフォーカスである

明らかに炎症のフォーカスが分からない場合，脂肪濃度が上昇している部位をフォーカスとして疑う．このとき，脂肪濃度を客観的に比較するためにCT値が有効である．炎症がない部位の脂肪のCT値と炎症が疑われる部位の脂肪のCT値を比較することにより，客観的に評価可能となる．

2）腹水の性状の鑑別

> **ポイント**
>
> 腹水のCT値≧30HU ⇒血性腹水を疑う

腹水が血性かどうかを判定するのに，腹水のCT値を計測する．もちろん，腹水が大量にあれば試験穿刺してもよい．

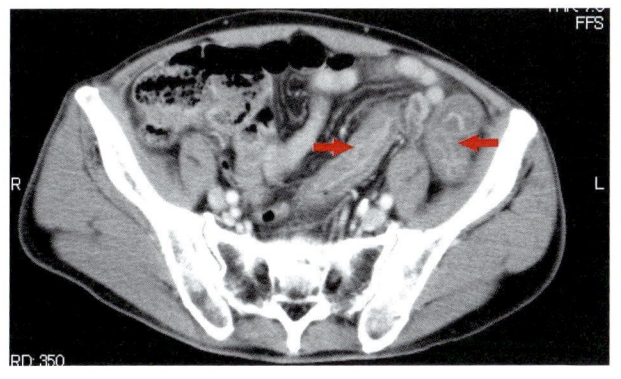

図15　71歳男性．虚血性大腸炎
S状結腸の浮腫（→）が認められる．

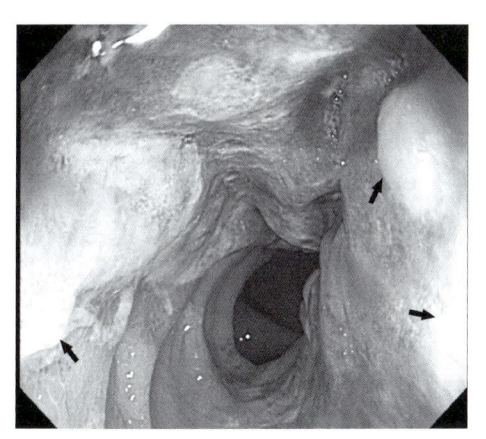

図16　図15の症例．下部内視鏡所見
S状結腸の浮腫．虚血性腸炎の所見（→）．
カラーアトラス⑥参照．

参考文献

1) Esophagus and stomach disorders.「Emergency Medicine Secrets. 4th ed.」(ed. Markovchick VJ, Pons PT), Mosby, 219-224, 2006
2) Urologic stone Diseases. Emergency Medicine「A Comprehensive Study Guide, 6th ed. : American College of Emergency Physicians®」(Editor-in-Chief Tintinalli JE) McGraw-Hill, New York, 620-625, 2004
3) 急性胆嚢炎の特徴的画像検査所見.『科学的根拠に基づく急性胆管炎・胆道炎の診療ガイドライン 第1版』(急性胆道炎の診療ガイドライン作成出版委員会 編), 医学図書出版, 37, 2005
4) 古川 顕, ほか:消化管疾患のCT診断の基本. レジデントノート, 10(5):692-701, 2008
5) 横山堅志:画像専門医でなくてもここまで読みたい, 読んでほしい ③腸管閉塞. レジデントノート, 10(5):716-722, 2008
6) 上腹部痛を主訴とした58歳の男性. 済生会福岡総合病院臨床教育部カンファレンス・レポート[8](岡松秀治, 田中和豊) ERマガジン, 3(2):153-159, 2006
7) 井本勝治:画像専門医でなくてもここまで読みたい, 読んでほしい ②急性虫垂炎. レジデントノート, 10(5):707-715, 2008
8) 酒本あい, 三船啓文:門外不出 CT読影修行ノート 1. もう虫垂炎を見逃さない!!. レジデントノート, 10(7):1055-1059, 2008
9) 嶋田功太郎, ほか:腹部CTのピットフォール. レジデントノート, 10(5):734-738, 2008

memo

第Ⅲ部 検査

3．画像検査
③ 腹部エコー

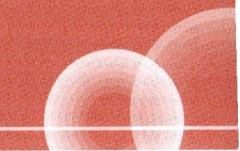

1 適応

腹部エコー検査が他の画像検査と比較して優れている点は，臓器ごとの検査が可能なことである．一方，腹部エコー検査の最大の欠点は，検査の質が術者の技量に影響される点である．腹部エコー検査は，術者の技能によって必要な画像が描出できるかどうかが決まってしまう．つまり，再現性が低いのである．このため，腹部エコー正常と言われてもその腹部エコー検査を施行した術者によっては全く信頼できないことがある．このため腹部エコー検査は疑わしければ再度検査すべきである．

また，腹部エコー検査には，検出するのに不得意な病態や疾患も存在する．例えば，free airや便秘・ガスなどである．**このため，腹部エコー正常と言っても必ずしも完全に疾患を否定できないのである．**

このように，腹部エコー検査を行うときには，闇雲に腹部エコー検査を行うのではなく，その適応を考えて行うべきである．

以下の疾患を診断するときには腹部エコー検査の適応となる．

- 胆石
- 水腎症
- 大動脈瘤
- 腹水
- 腹腔内出血（子宮外妊娠など）

前記のような疾患や病態が腹部エコーで検索できれば，研修医レベルとしては十分であろう．もちろん，腹部エコーの技能が上達すれば，より多くの疾患や病態の検索が可能となる．
　一方，腹部エコー検査で見逃されやすい病態と疾患は下記の通りである．

> ・free air
> ・便秘
> ・ガス貯留

　Murphy's signが陽性であると，肝胆膵疾患を考えてまず最初に腹部エコー検査をしがちである．しかし，Murphy's signは十二指腸潰瘍の穿孔でも陽性となりえる．したがって，Murphy's signが陽性であるときには，確定診断のためには腹部造影CTが最適である．だから，**Murphy's signが陽性であるときに腹部エコーのみを行うと，free airを検出できずに消化管穿孔を見逃すことがある．**

2 胆石

　胆石は胆嚢の長軸と短軸を連続的に抽出して検索する．胆石には結石状のものだけでなく，泥砂状のものもある．
　図1に胆石の画像を示す．

3 水腎症

　水腎症の診断には画像的診断基準はない．あくまで片側の腎盂に比べて拡張しているかどうかで診断する．
　図2に水腎症の画像を示す．

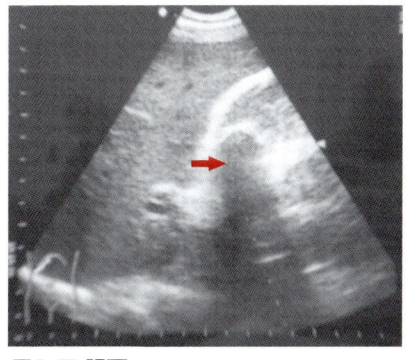

図1 ■ 胆石
acoustic shadowを引く胆石（→）．

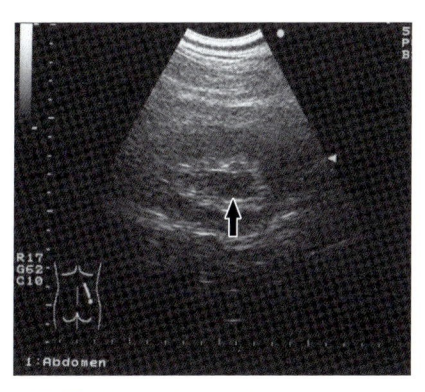

図2 ■ 腎盂の著明な拡張．水腎症の診断（→）

4 大動脈瘤

　大動脈は拍動するので検索は容易である．その大動脈が拡張していれば大動脈瘤を疑う．

　図3に腹部大動脈瘤破裂の症例を示す．

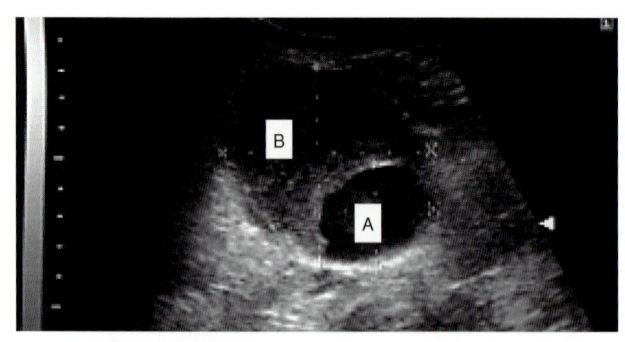

図3 ■ 腹部大動脈瘤破裂．第Ⅲ部3.①図6（p.101）と同一症例

参考文献1より転載．
A：血流がある真腔．
B：血栓で血流がない偽腔．
どちらが血流のある真腔かは，ドップラーエコーのフローがあるかどうかで容易に判別できる．

参考文献

1) 転倒・意識障害で搬入された81歳の女性．済生会福岡総合病院臨床教育部カンファレンス・レポート [2]（竹重暢之，前谷和秀，田中和豊　著）ERマガジン，2（2）：134-137, 2005

memo

3. 画像検査
④ 内視鏡

■ 適応と禁忌

1) 上部消化管内視鏡

以下の場合，上部消化管内視鏡検査を検討する．

- 上部消化管出血が疑われる場合（吐血・黒色便・BUN/Cre比上昇など）
- GERD・消化性潰瘍・上部消化管悪性腫瘍を疑う場合

上部消化管内視鏡検査は，**検査前に飲食をしていると嘔吐による誤嚥の危険性があるので，検査は禁忌である．また，検査前に飲食をしていなくても腹部単純X線写真や腹部CTで胃に内容物が大量に貯留している場合にも，禁忌となる．**この場合，上部内視鏡検査の前に鼻管を挿入して胃の内容物を吸引してから，上部内視鏡検査を行うべきである．

2) 下部消化管内視鏡

以下の場合，下部消化管内視鏡検査を検討する．

- 下部消化管出血を疑う場合（下血など）
- 下部消化管悪性腫瘍や病変を疑う場合（消化管閉塞，便潜血陽性，血便，慢性下痢など）

実際には，下部消化管内視鏡検査には全結腸内視鏡（TCS）とS状結腸内視鏡（SF）の2種類がある．

TCSは，上行結腸から直腸までの結腸全域が観察可能であるが，検査前に大量の下剤を服用しなければならないので，通常緊急には行いにくい．また，**TCSは検査前に大量の下剤を内服するので，消化管閉塞には禁忌である．**

　一方，SFはS状結腸から直腸までの狭い範囲しか観察できないが，浣腸だけの簡単な前処置で緊急に施行できる利点がある．

　各病態に対して実際にどちらの下部消化管内視鏡検査を行うかは，内視鏡医と相談して決定するのがよい．

memo

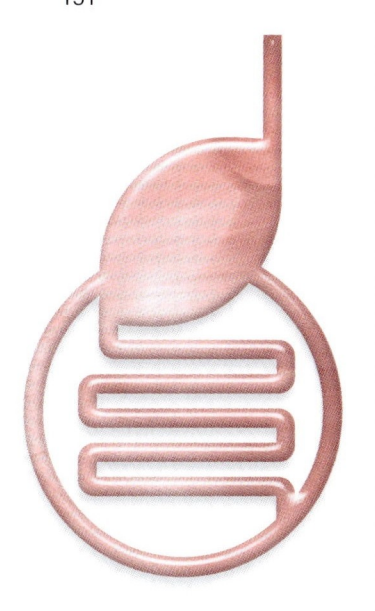

第Ⅳ部　治療

1. 薬物療法　　　　　132
2. 非薬物療法　　　　149
3. 輸液・輸血療法　　151

1 総論

腹痛について,診断がつく,あるいは,もっとも考えられる診断が判明したら,その診断に対して治療する.**診療は診断で終わらずに,必ず治療まで行うようにする.**

治療を行うときに大切なのは,考えている診断1つだけに対して治療を行うことである.診断が絞れないときに,考えられる鑑別診断すべてに対して治療を行うと,治療に反応しないときに再評価することが難しくなる.

鉄則!

- 診療は治療まで行え!
- 治療は必ず1つの診断に対して行え!

薬物を投与する前には,念のためもう一度その薬物の禁忌がないかを確認する.たとえば,ブスコパン®を投与する前には,緑内障・不整脈・前立腺肥大などがないかを確認してから投与する.これらの禁忌事項は,最初の腹痛診療時の医療面接では必ずしも聴取されているとは限らない.また,**妊娠の可能性がないかも再確認する.**もしも患者が妊娠していれば,妊婦に投与可能な薬物を選択しなければならない.

鉄則!

薬物を投与する前に,禁忌がないかどうかを再確認しろ!

治療を行ったら，必ず治療効果を判定する．治療に反応しない場合には，治療が不適切か，あるいは，診断が間違っている可能性を考える．

鉄則！
治療に反応しない場合には，治療が不適切であるか診断が間違っている可能性を疑え！

2 鎮痙薬

　腹痛の治療で最も多く使用するのがこの鎮痙薬，すなわち，抗コリン薬である．

ブスコパン®の処方
適応：中等症以下の内臓痛，疝痛に．体性痛にダメモトで．
禁忌：緑内障・不整脈・前立腺肥大など
処方例：ブチルスコポラミン臭化物（ブスコパン®）（20mg/1mL）
　　　　20mg筋注　あるいは　静注

　静注は最大2回まで使用してよい．麻痺性イレウスなどの弛緩性の病態に対する使用は，鎮痙薬がその病態を増悪させるので控えた方がよい．鎮痙薬はムスカリン受容体を阻害する抗コリン薬であるので，制吐薬の項（p.137）で後述するように鎮痙薬には制吐作用もある．また，制吐薬として頻繁に使用されるプリンペラン®などのD_2受容体阻害薬は，副交感神経効果器接合部でのアセチルコリン様作用によって消化管蠕動を促進するので，それと拮抗する作用である鎮痙薬と同時に使用することは避けるべきである．

　内服薬では，ブスコパン®よりも選択的抗ムスカリン薬チアトン®の方が吸収がよいので効果的であると言われている．

チアトン®の処方

臭化チキジウム（チアトン®）（5mg）1錠　頓服．

　また，鎮痙薬は攣縮を起こしている部位によって，下記のように使い分けることもある．

・胃痙攣：N-メチルスコポラミンメチル硫酸塩（ダイピン®）
・胆道・尿管：フロプロピオン（コスパノン®）

　抗コリン薬が禁忌の場合には，抗コリン薬の代用としてグルカゴンを使用する．

抗コリン薬禁忌時処方

グルカゴン（グルカゴンＧ・ノボ®）（1mg）1mg　筋注あるいは静注．

3 鎮痛薬

　第Ⅰ部で述べたとおり，現在では腹痛の診療では積極的に鎮痛薬を投与する．

1）オピオイド鎮痛薬・麻薬性鎮痛薬

ソセゴン®の処方

適応：体性痛，鎮痙薬が最初から無効だと考えられる内臓痛と疝痛，鎮痙薬に反応しない腹痛
禁忌：ショック，ペンタジン中毒など
投与例：ペンタゾシン（ソセゴン®）（15mg/1mL）15mg　筋注あるいは静注

　急性腸炎などの内科疾患で炎症が激しい場合などにも，ソ

セゴン®でないと疼痛コントロールできないときもある．

> **鎮痛でオピオイド鎮痛薬・麻薬性鎮痛薬が必要となる疾患**
> - 絞扼性イレウス
> - 重症膵炎
> - 重症虫垂炎
> - 重症腸炎
> - 重症尿管結石・水腎症
> - 腹部大動脈瘤破裂
> - 急性大動脈解離など

　ソセゴン®は外来では最大30mgまで使用する．疼痛コントロールにソセゴン®がそれ以上必要であれば入院を検討する．
　塩酸モルヒネ（塩酸モルヒネ®）はOddiの括約筋を収縮させると言われているので，胆道・膵臓系疾患には禁忌である．また，腹部大動脈瘤破裂などでは確定診断がついて，かつ血圧が低くなければ，フェンタニルクエン酸塩（フェンタニル®）を投与してもよい．

2) NSAID

> **NSAIDの処方**
>
> 適応：胆石症・尿管結石など確定診断がついた疾患
> **禁忌**：消化性潰瘍・腎不全・NSAIDによる喘息・ショックなど
> 投与例：
> - イブプロフェン（ブルフェン®）（200mg）3錠
> - レバミピド（ムコスタ®）（100mg）3錠
>
> 以上　分3　経口　3日分．

　確定診断がついていないで，急性虫垂炎などの炎症性疾患

の可能性がある場合には，NSAIDの投与は避ける．このような場合にNSAIDを投与すると，疼痛がないまま病状が増悪して後から正確な診断がつきにくくなることがあるからである．

腹痛の患者にNSAIDを投与すると，NSAIDの消化性潰瘍の副作用から投与後に腹痛を起こす患者がいる．このNSAIDによる腹痛を最低限にするために，胃薬を同時に投与した方がよい〔レバミピド（ムコスタ®）（100mg）3錠，分3 など〕．NSAIDによる消化性潰瘍の予防のためには，ミソプロストール（サイトテック®）にエビデンスがある[1]．しかし，このエビデンスは関節リウマチ患者に長期にNSAIDを投与する場合であり，胆石発作や尿管結石のように短期にNSAIDを投与する場合のエビデンスではない．また，サイトテック®は下痢・腹痛などの副作用を起こしやすいので，腹痛の患者には使用を避けた方がよい．

このようにNSAIDには消化性潰瘍による腹痛などの副作用があるので，腹痛・発熱の患者に解熱薬として投与するのも避けた方が賢明である．不必要に投与すると，腹痛の患者を治療しようとして薬物を投与して，逆に腹痛を悪くしてしまう結果になりかねないからである．

3）アセトアミノフェン

カロナール®の処方

適応：機能性便秘や急性腸炎などの内臓痛など
禁忌：肝障害
投与例：アセトアミノフェン（カロナール®）（200mg）2錠
　　　　経口　頓服

①機能性便秘で腹痛があり，腹痛によって交感神経が興奮して相対的に副交感神経が抑制されて，さらに消化管蠕動が低下して便秘が増悪していると考えられるとき，あるいは，②腹部造影CTで急性腸炎と確定診断して鎮痙薬では疼痛コン

トロールが不良のときなどに，NSAIDではなくアセトアミノフェン投与を考える．

ここで，NSAIDを投与しない理由は，NSAIDを投与するとNSAIDの抗炎症作用により，病状が隠されてしまうことがあるからである．したがって，このように病状が隠されることがないように，NSAIDより抗炎症作用が少ないアセトアミノフェンを定期ではなく頓服で投与する．

4 制吐薬

「嘔吐している患者は重症である」という言葉があるとおり，腹痛・嘔吐の患者はまず最初に治療した方がよい．

1）嘔吐のメカニズム

嘔吐のメカニズムは完全には解明されていない．しかし，現代医学では図のように延髄の嘔吐中枢が刺激されると嘔吐が起こると理解されている．

嘔吐中枢は図のように身体の4つの部位から刺激を受ける．そして，それぞれの部位には中枢神経以外の特有の受容体の関与が知られている．

この図から理論的に嘔吐を阻止しようと考えると，嘔吐中枢自体にある受容体をブロックするか，あるいは，嘔吐中枢を刺激していると考えられる部位に存在する受容体をブロックすればよいことになる．そう考えると，嘔吐を阻止する薬物である制吐薬としては，嘔吐中枢自体を阻害するH_1受容体阻害薬あるいはM_1受容体阻害薬が理論的には最も有効なはずである．ところが，実際には制吐薬はCTZから嘔吐中枢への刺激しか阻害しないD_2受容体阻害薬であるプリンペラン®などが頻用されていて，他の薬物はほとんど使用されない．こう考えると，「制吐薬＝D_2受容体阻害薬」というイメージがあるが，はたしてそれが本当なのか甚だ疑問である．

図　嘔吐のメカニズム

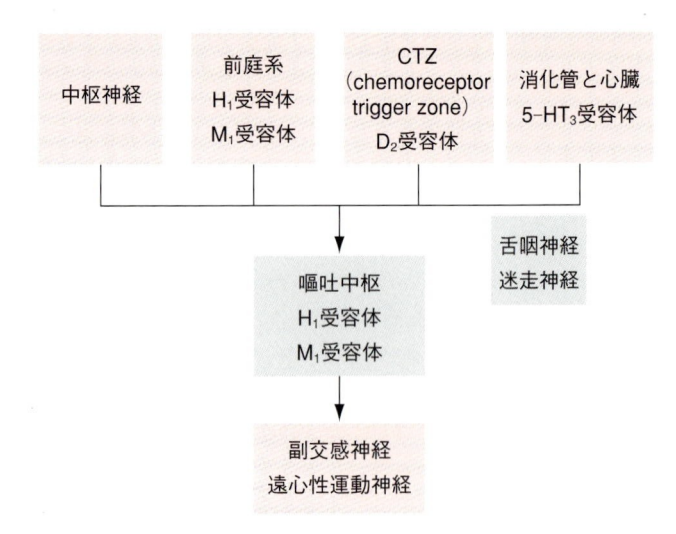

参考文献1より著者作成.

中枢神経，前庭系，CTZ，消化管と心臓の4つの部位からの刺激が嘔吐中枢を刺激すると，嘔吐が起こる．前庭系にはH_1受容体，M_1受容体，CTZにはD_2受容体，消化管と心臓には5-HT_3受容体，嘔吐中枢にはH_1受容体，M_1受容体が存在することが知られている．これらの受容体をブロックすると嘔吐中枢への求心刺激がブロックされて嘔吐が止まる．消化管と心臓から嘔吐中枢への求心路は舌咽神経と迷走神経であることが知られている．

嘔吐中枢からの遠心路は副交感神経を通じて消化管に作用することが知られている．

2) 分類

上記の嘔吐のメカニズムから考えて，制吐薬は以下のように分類される．

- D_2受容体阻害薬
- M_1受容体阻害薬
- H_1受容体阻害薬
- 5-HT_3受容体阻害薬

3) D_2受容体阻害薬

D_2受容体阻害薬の処方

適応：消化器疾患一般による嘔吐
禁忌：パーキンソン病など錐体外路症状がある患者など
投与例：
- メトクロプラミド（プリンペラン®）（10mg/2mL）　10mg 静注あるいは筋注
- ドンペリドン（ナウゼリン®）坐剤　60mg　挿肛

　D_2受容体阻害薬の制吐作用としては，薬剤書には中枢のCTZのD_2受容体を阻害するだけでなく，副交感神経効果器接合部のアセチルコリン様作用によって消化管蠕動を促進すると記載されている．したがって，このD_2受容体阻害薬は，鎮痙薬の項で前述したように抗コリン薬である鎮痙薬と同時に投与することは避けるべきである．

　D_2受容体阻害薬は投与後にまれに無動・固縮などの錐体外路症状を起こすことがある．そのときには，ビペリデン（アキネトン®）を投与する．

D_2受容体阻害薬による錐体外路症状の治療

投与例：ビペリデン（アキネトン®）（5mg/1mL）5mg　筋注

4) M_1受容体阻害薬

M_1受容体阻害薬の処方

適応：腹痛および嘔吐の両方の症状がある患者
禁忌：緑内障・不整脈・前立腺肥大など
投与例：ブチルスコポラミン臭化物（ブスコパン®）（20mg/1mL）
　　　　20mg筋注　あるいは　静注

腹痛と嘔吐の両方の症状がある患者には，M_1受容体に選択的ではないが阻害作用のある，抗コリン薬であるブスコパン®を投与することを勧める．なぜならば，抗コリン薬は鎮痙作用で腹痛を緩和し，かつM_1受容体阻害作用による制吐作用もあるからである．このように腹痛と嘔吐の両方の症状がある患者に，D_2受容体阻害薬であるプリンペラン®を投与しても効かないことがある．

5）H_1受容体阻害薬

H_1受容体阻害薬の処方

適応：心因性の腹痛・嘔吐
禁忌：H_1受容体阻害薬アレルギー
投与例：ヒドロキシジン塩酸塩（アタラックス-P®）（25mg/1mL/A）25mg　静注

　吐物を見ての嘔吐・腹痛のように精神的要因が強い場合や，嘔吐するのが怖くなって腹痛・嘔吐が続いている場合などに，このH_1受容体阻害薬を用いる．実際には，純粋なH_1受容体阻害薬を投与するのではなく，H_1受容体阻害作用と鎮静作用の両方があるアタラックス-P®などの抗不安薬を投与する．

　H_1受容体阻害薬ならば，理論的には抗アレルギー薬であるポララミン®などでも効くはずである．しかし，H_1受容体阻害薬である抗アレルギー薬を腹痛・嘔吐の患者に用いることは，消化管アレルギーが疑われる場合以外には実際にはない．

6）5-HT_3受容体阻害薬

5-HT_3受容体阻害薬の処方

適応：化学療法後の嘔吐，成人男性の下痢型の過敏性腸症候群など
禁忌：授乳婦

投与例：
- 化学療法後の嘔吐には：
  ラモセトロン塩酸塩（ナゼア®）（0.3mg/2mL）0.3mg　静注　1日1回
- 成人男性の下痢型の過敏性腸症候群には：
  ラモセトロン塩酸塩（イリボー®）（5μg）1錠　分1　経口　14日分

7）治療後

鉄則！

薬物治療後に嘔吐が止まらない患者は，精査が必要で入院適応である．

　薬物治療後にも嘔吐が止まらない患者には，特に急性虫垂炎・急性胆嚢炎，消化管の機械的閉塞および代謝・内分泌疾患などの内科疾患を見落としていないか再検討する．いずれにしろ嘔吐が薬物によりコントロールできない患者は絶対に帰宅させてはならず，入院させる．

5 便秘薬

> **禁忌**：消化管の機械的閉塞による便秘には，下剤による薬物療法は禁忌である．

　この場合には，外科的手術による緊急ストーマ造設術を行う．したがって，腹痛・便秘の患者に便秘薬を投与する前に，必ず消化管の機械的閉塞がないことを再確認する．
　次に，便塊の位置を腹部単純X線写真で確認する．便塊が横行結腸よりも口側にあるときには，浣腸は無効で経口の便秘

薬しか効かない．しかし，便塊が下行結腸よりも肛門側にあるときには浣腸は有効である．つまり，腹部単純Ｘ線写真で下から行くか，上から行くか決めるのである．

1）便塊が下行結腸よりも肛門側にあるとき

浣腸による便秘薬の処方
投与例：グリセリン®浣腸　60〜120mL

　浣腸は反応がない場合には無理して追加しないようにする．無理をして浣腸すると消化管穿孔を起こすことがある．

2）便塊が横行結腸よりも口側にあるとき

　この場合浣腸は無効なので，経口薬を用いる．このとき医療面接と身体診察から，便秘を痙攣性便秘と弛緩性便秘に分類し，痙攣性便秘には機械的下剤を，弛緩性便秘には刺激性下剤を用いる．

経口による便秘薬の処方
投与例：
- 痙攣性便秘ならば，機械的下剤：
  酸化マグネシウム（酸化マグネシウム®）　1.5〜3g　分3　経口　毎食後　3日分
- 弛緩性便秘ならば，刺激性下剤：
  ピコスルファートナトリウム水和物（ラキソベロン®）（2.5mg）2錠　分1　経口　就寝前　3日分

①痙攣性便秘
　痙攣性便秘とは仕事のストレス・生活の変化などの理由で腸管が過緊張しているために便秘が起こっていると考えられる病態である．このような痙攣性便秘には，腹痛を抑えるた

めに一時的に鎮痙薬を用いてもよい．しかし，鎮痙薬は対症療法にはなるが，腸管の蠕動を抑制して逆に便秘を増悪させる．このため，根治療法目的に便秘薬を投与する必要があるのである．

痙攣性便秘に対する便秘薬としては，酸化マグネシウムが最適である．酸化マグネシウムは，腸管内に水分を吸収して排便を促進するだけでなく，マグネシウムによる平滑筋抑制作用で同時に鎮痙作用も有すると筆者は考えている．なお，**マグネシウムは腎不全の患者には禁忌である．また，マグネシウム薬の長期投与で高マグネシウム血症による死亡例が報告されているので，マグネシウム薬を長期的に投与しないように注意する．**

②弛緩性便秘

弛緩性便秘とは，カルシウム拮抗薬による便秘のように腸管の平滑筋が弛緩して蠕動が抑制されるために起こる便秘である．このように腸管の平滑筋が抑制されている弛緩性便秘には，前記の酸化マグネシウムはさらに平滑筋を弛緩させて，便秘を増悪させてしまう．したがって，このような弛緩性便秘にはあえて腸管蠕動を刺激する刺激性下剤を用いるのである．

刺激性下剤を処方するときには，患者さんに，刺激性下剤を服用すると場合によっては服用した翌日は何回もトイレに行かなければならないことも伝えておく．外出などでトイレに頻回に行くのが困難なことが予想される日の前には，刺激性下剤を服用することを避けた方がよいことも説明しておこう．

③痙攣性便秘と弛緩性便秘の鑑別

なお，この痙攣性便秘と弛緩性便秘の鑑別は，医療面接と身体診察などで総合的に行うものである．大切なのは，便秘の鑑別を腹部診察の腸音の亢進と低下だけで判断してはならないということである．すなわち，「腹部診察の腸音亢進＝痙

攣性便秘」「腹部診察の腸音低下＝弛緩性便秘」としてはならない．なぜならば，痙攣性便秘でも痙攣が極度になると腸音は逆に低下することがあり，弛緩性便秘でも一時的に腸音が亢進することがあるからである．

6 下痢薬

1）整腸薬

下痢には通常整腸薬を投与する．

整腸薬の処方

投与例：ラクトミン（ビオフェルミン®）（1g/包）3包　分3
　　　　経口　7日分

抗菌薬と同時に投与する場合には，整腸薬の乳酸菌が抗菌薬によって死滅しないように，ビオフェルミン®を耐性乳酸菌（ビオフェルミンR®）に変える．

2）止瀉薬

下痢は生体に有害なものを生体が排出する現象であるので，下痢を無理に止めるのは気道感染症で咳を止めるように理論的には好ましくない．しかし，どうしても下痢を止めなければならないときには，患者にそのリスクを説明して止瀉薬を投与する．

止瀉薬の処方

投与例：タンニン酸アルブミン（タンナルビン®）3g　分3　経口
　　　　7日分

7 消化管ガス駆除薬

消化管ガスにより消化管が拡張しているために腹痛が起こっていると考える場合には，消化管ガスに特異的な薬物を投与する．

消化管ガス駆除薬の処方

投与例：ジメチコン（ガスコン®）（40mg）3錠　分3　経口　3日間

筆者は腹部単純X線写真で便塊よりもガスが多い場合にはこのガスコン®を投与し，ガスよりも便塊が多い場合には便秘の治療を行っている．

8 消化管蠕動改善薬

過敏性腸症候群などで便秘と下痢が交互に存在する症状がある．このようなときに便秘と下痢の両方を治療するため同時に下剤と下痢薬を投与することは，相反する作用の薬物を同時に投与することになるので意味がない．このようなときに消化管蠕動改善薬を用いる．消化管蠕動改善薬は，便秘症状のときには便秘を改善し，下痢症状のときには下痢を止める薬物である．

消化管蠕動改善薬の処方

投与例：トリメブチンマレイン酸塩（セレキノン®）（100mg）
　　　　3錠　分3　経口　7日間

9 健胃薬

いわゆる「胃薬」である．胃がもたれるなどの症状に対症

療法的に投与する．健胃薬にはいくつかあるが，どれが優れているというランダム化比較試験は行われていないようである．唯一ランダム化比較試験が行われているものは前述したNSAID潰瘍予防のためのサイトテック®である（p.136）．しかし，これも副作用が多いので実際には投与しないことが多い．

したがって，健胃薬はサイトテック®以外はどの健胃薬を投与してもよいことになる．

10 消化性潰瘍薬

1） H_2受容体拮抗薬

消化性潰瘍の治療および予防，そして，胃食道逆流症の治療に有益なエビデンスがある[3]～[5]．

H_2受容体拮抗薬の処方

投与例：ファモチジン（ガスター®）（20mg）2錠　分2　経口
　　　　7日間

2） プロトンポンプ阻害薬

消化性潰瘍の治療および予防，そして，胃食道逆流症の治療に有益なエビデンスがある[3]～[5]．

プロトンポンプ阻害薬の処方

投与例：オメプラゾール（オメプラール®）（20mg）1錠　分1
　　　　経口　7日間

H_2受容体拮抗薬もプロトンポンプ阻害薬も上部消化管内視鏡検査で確定診断されていない消化性潰瘍が疑われる患者に診断的に投与して，治療効果を認めれば消化性潰瘍と暫定診断する．このような治療は，日常診療でよく行われている．

H_2受容体拮抗薬とプロトンポンプ阻害薬の使い分けについ

ての明確なガイドラインは存在しない．ただ慣例的に，軽症にはH₂受容体拮抗薬，重症にはプロトンポンプ阻害薬を処方することが多い．

11 向精神薬

精神科的要因と考えられる腹痛には，抗うつ薬を投与してもよい．ただし，この場合長期的にフォローアップした方が無難である．

抗うつ薬の処方

投与例：クロミプラミン塩酸塩（アナフラニール®）（10mg）1錠
　　　　経口　就寝前　14日間

12 妊娠の可能性のある女性の治療法

妊娠の可能性のある女性には，尿妊娠反応の結果が出るまでは，患者は妊娠しているものとして治療する．具体的には薬物は妊婦に投与可能な薬物のみを投与する．実際には緊急に妊娠の可能性のある腹痛の女性に投与しうる薬物は，鎮痛薬と鎮痙薬である．妊娠の可能性のある女性に対し，鎮痛薬と鎮痙薬のうち禁忌なのはNSAIDである．ブスコパン®とソセゴン®は投与可能である．制吐薬のプリンペラン®はできれば避けた方が無難である．

薬物の妊婦に対する影響は科学的に判定困難であるので，安全性が不明確な薬物は投与することを避けた方がよい．しかし，母体の健康のために薬物を投与した方がよいと判断した場合には，投与してもよい．その場合には，患者に十分な説明と同意が必要である．

参考のために，妊婦に投与可能な薬物と投与禁忌の薬物を以下にもう1度示す．

妊婦に投与可能な薬物

スコポラミン，ペンタジン，アセトアミノフェン，ステロイド，インスリン，ヘパリン，ヒドララジン，βラクタム系抗生物質

妊婦に投与禁忌の薬物

NSAID，ACE阻害薬，β遮断薬，ワーファリン®，抗生物質（テトラサイクリン，クロラムフェニコール，アミノグリコシド，ニューキノロン系，ST合剤）

参考文献

1) Silverstein, FE, et al. Misoprostol reduces serious gastrointestinal complications in patients with rheumatoid arthritis receiving nonsteroidal anti-inflammatory drugs. Ann Intern Med, 123：241, 1995

2) Krakauer E, et al. Case 6-2005—A 58-Year-Old Man with Esophageal Cancer and Nausea, Vomiting, and Intractable Hiccups. N Engl J Med, 352:817-825, 2005

3) Soll AH. Overview of the natural history and treatment of peptic ulcer disease. UpToDate® 17.1

4) Weinhouse GL. Stress ulcer prophylaxis in the intensive care unit. UpToDate® 17.1

5) Kahrilas PJ, Medical management of gastroesophageal reflux disease in adults. UpToDate® 17.1

(3)～5)：閲覧にはUpToDate®への登録が必要）

memo

第Ⅳ部 治療

2. 非薬物療法

　腹痛の治療は薬物治療が主であるが，時に薬物以外の以下のような非薬物療法を行うこともある．

1 NGチューブ

　腹部単純X線写真や腹部CTで胃に大量の液体が認められる場合に，NGチューブで内容物を吸引することがある．また，イレウスなどの消化管閉塞のときもNGチューブを挿入する．

> 禁忌：NGチューブ挿入は，食道静脈瘤が疑われる患者には禁忌である．

　NGチューブ挿入の禁忌は，肝硬変の患者で食道静脈瘤が存在するか疑われる場合である．食道静脈瘤の患者にNGチューブを挿入すると，食道静脈瘤が破裂することがあるからである．
　NGチューブを挿入する際には，鼻出血を起こさないように細心の注意をする．
　また，NGチューブは上部消化管出血の状態を確認するためにも行われる．すなわち，上部消化管出血の患者にNGチューブを挿入して胃洗浄を行って，内容物が黒ければ消化管出血は止まっていて，赤ければ活動性の出血があると判断するのである．胃洗浄は薬物中毒の治療にも行われる．現在では急性薬物中毒における胃洗浄の適応は，①毒物を経口的に摂取したこと，②大量服毒の疑いがあるか，毒性の高い物質であ

ること，③胃内に多く残留していると推定できる理由があること，の３条件をすべて満たす場合である[1].

2 腹水穿刺

　肝硬変などで大量に腹水がある場合，治療目的に腹水穿刺をすることがある．腹水穿刺は，腹水が大量であれば消化管穿孔の可能性も少ない．また，腹壁血管を損傷しなければ，出血の合併症なども少ないので，血小板減少症や凝固能異常の患者，および，抗血小板薬や抗凝固薬内服中の患者にも施行可能である．

　大量腹水の場合，１回におよそ４Ｌまで腹水をゆっくり抜いてよい．

　また，腹水穿刺は診断目的に行ってもよい．すなわち，腹水の性状が血液なのか膿なのか何なのかを直接穿刺して確認するのである．

参考ホームページ
1) 日本中毒学会ホームページ「急性中毒の標準治療」
   http://jsct.umin.jp/page038.html
   （2009年５月現在）

memo

第Ⅳ部 治療
3. 輸液・輸血療法

1 輸液

腹痛患者は腹水や浮腫などの体液過剰の状態を除いて，脱水を合併していることが多いので，輸液は多めに入れる．図に出血性ショックのフローチャートを示し，以下に出血性ショックの輸液について述べる．

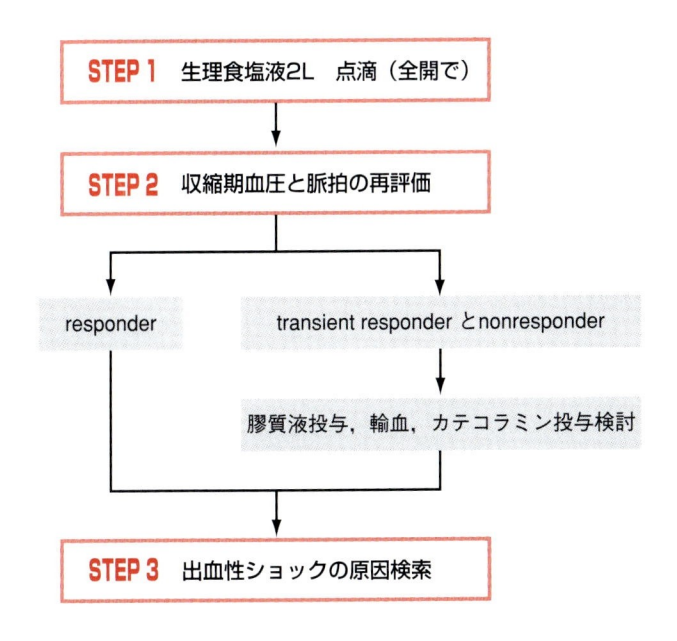

```
STEP 1  生理食塩液2L 点滴（全開で）
          ↓
STEP 2  収縮期血圧と脈拍の再評価
          ↓
   ┌──────┴──────────────┐
responder    transient responder と nonresponder
                        ↓
              膠質液投与，輸血，カテコラミン投与検討
   └──────┬──────────────┘
          ↓
STEP 3  出血性ショックの原因検索
```

図 ■ 出血性ショックのフローチャート

1) 出血性ショック

出血性ショックの輸液の処方

・生理食塩液　2L　点滴
・治療指標：収縮期血圧と脈拍

　出血性ショックと診断したら，心臓の収縮不全がなければとりあえず生理食塩液を2L点滴する．点滴で生理食塩液を選択するのは，生理食塩液は安価でかつ血管内に貯留するからである．

　生理食塩液を2L点滴したら，患者がその輸液に反応したかどうかを判断する．その治療反応の第1の指標は，収縮期血圧の上昇と脈拍の正常化である．出血性ショックの治療反応の指標に収縮期血圧と脈拍を用いるのは，これらがリアルタイムのショックの指標であるからである．**Hbは出血性ショックのリアルタイムの指標にならないので，注意が必要である．すなわち，Hbが正常であるからといって，ショックが軽度とは言えないのである．出血性ショックでHbが低下するまでには通常少なくとも6時間以上必要と言われている．**

　出血性ショックの治療反応の評価は，収縮期血圧と脈拍によって以下の3つに分類される．

出血性ショックの治療反応の評価

・responder：
　収縮期血圧が上昇し，脈拍が低下して安定する
・transient responder：
　一過性に収縮期血圧が上昇し脈拍が低下するが，またもとに戻る
・nonresponder：
　全く収縮期血圧が上昇せず，脈拍も低下しない

もしも出血性ショックが生理食塩液2Lの点滴で回復したとすると，生理食塩液は最終的にその4分の1が血管内にとどまるので，出血量は理論的には2000÷4＝500mLほどである．逆に，生理食塩液2Lで回復しない出血性ショックは出血量が500mLを上回っていると考えるべきである．

　次に，生理食塩液2Lで回復しないtransient responderやnonresponderは，アルブミンやヘスパンダー®などの膠質液に輸液を変更する．そして，これら膠質液を輸液しても回復しないときには，輸血を考える．

　また，膠質液輸液や輸血でも血圧が維持できない場合には，同時にノルアドレナリンなどのカテコラミンを投与してもよい．なお，食道静脈瘤破裂の場合には，カテコラミンの代わりにピトレシンを投与する．

　EBMでは膠質液輸液によって致死率が低下するというエビデンスについては否定的である．しかし，膠質液輸液は輸血量を削減できるなどの利益があると筆者は考えている．

　出血性ショックでは以上のような輸液治療を行うが，最終的には出血源のコントロールが根治療法となる．出血源が根本的にコントロールされるまで，輸液や輸血療法でできるだけバイタルを安定化させるのである．出血性ショックの治療効果の中長期的評価は，バイタル・サインだけでなく輸液のIN/OUT，尿量や尿比重などの指標で総合的に判定する．

2) ショック以外の腹痛の輸液

　ショック以外の腹痛患者の輸液は，心不全・腎不全・肝硬変などの体液貯留がなければ，輸液は多めに最低500mLは点滴してよい．なぜならば，輸液によって腸管循環が改善するだけでも腹痛が改善することがあるからである．

3) カテコラミン

　輸液に反応しない場合には，カテコラミンを投与して血圧

を維持する．カテコラミンは数種類あるが，筆者は以下のように使い分けている．

カテコラミンの使い分け例

- アドレナリン（ボスミン®）：アナフィラキシー・ショック
- ドパミン塩酸塩（イノバン®）：心肺停止後（脳腎循環を改善するため），腎不全
- ドブタミン塩酸塩（ドブトレックス®）：心原性ショック，心不全
- ノルアドレナリン（ノルアドレナリン®）：敗血症性ショック，神経原性ショック，閉塞性ショック

アナフィラキシー・ショックには$α$作用と$β$作用がともにあるボスミン®を投与する．ドパミンはヒスタミン遊離作用があるので，アナフィラキシー・ショックには避ける．また，ノルアドレナリンは$α$作用が強いため気管支収縮症状を起こすことがあるので，喉頭痙攣や気管支収縮による呼吸困難を起こすことがあるアナフィラキシー・ショックには投与しない．

ドパミンは脳血流と腎血流を改善させるために，心肺停止後の患者には脳蘇生目的で好んで投与される．しかし，ドパミンは心臓の酸素需要を増加させるので，心臓自体には好ましくない．このため，心原性ショックや心不全などのように心臓機能を改善させたいときには，ドパミンよりもドブタミンが好まれる．

ノルアドレナリン®は，強力な$α$作用で末梢血管を収縮させることによって血圧を上昇させる昇圧薬である．このため，アナフィラキシー・ショック以外の不適切分配性ショックである敗血症性ショックと神経原性ショック，そして，肺塞栓などによる閉塞性ショックに投与される．

このようにカテコラミンはそれぞれ特徴が異なり，それぞれの特徴を生かして使い分けるべきである．「ショックにはドパミン」というのは「バカの一つ覚え」である．

2 輸血

1）適応

出血性ショックに対して輸血するかどうかは臨床的に判断する．通常輸血の適応は以下のような場合である．

赤血球濃厚液輸血
- 晶質液の輸液では反応しないような出血性ショック
- 生理食塩液2Lに反応しないtransient responderとnon-responder
- Hbが7 g/dL以下，あるいはHbが急激に低下している場合

赤血球濃厚液輸血の目標は，血液が流体力学的に最も流れやすいとされるHb 7 g/dLを目標とする．日本赤十字社の輸血情報によると，急性出血に対する赤血球濃厚液の適応（主として外科的適応）として，「Hb値が10g/dLを超える場合は輸血を必要とすることはないが，6 g/dL以下では輸血はほぼ必須とされている」とある[1]．

血小板濃厚液輸血
- 出血があり血小板＜20,000個/mm^{3}の場合
- 出血があり血小板機能異常がある場合

止血には生理学的に血小板が必須であるので，上記の場合には止血目的も兼ねて血小板濃厚液輸血を行う．

新鮮凍結血漿（FFP）輸血[2]
- 凝固因子の補充
- 凝固阻害因子や線溶因子の補充
- 血漿因子の補充（PTおよびAPTTが正常な場合）：
  血栓性血小板減少性紫斑病（TTP）での血漿交換療法

2) 輸血量

　輸血量は目標値を決めて計算式から輸液量を計算して決定する方法もあるが，実際にはそのような計算式を使用して輸血量を決定することはほとんどない．実際に多くの臨床家はおおまかに必要な輸血量を見積もって輸血してみて，その後の採血でどれくらい測定値が上昇したかをみて評価している．

① 赤血球濃厚液

　赤血球濃厚液の輸血量を決定する方法には収縮期血圧から見積もる方法とHbから見積もる方法がある．

> **収縮期血圧から見積もる方法**
> 収縮期血圧20％低下⇒血液量20％損失＝出血量約1 L

> **Hbから見積もる方法**
> Hb 1 g/dL低下＝推定出血量約250〜300mL

② 血小板濃厚液

　血小板濃厚液輸血は，赤血球濃厚液の輸血と異なり，損失血小板を推定することはせずに，最低血小板数を決めてその最低血小板数を維持するように血小板濃厚液を輸血することが多い．実際にはその最低血小板数は2〜5万/mm³であることが多い．

③ 新鮮凍結血漿（FFP）

　新鮮凍結血漿（FFP）輸血も血小板濃厚液輸血と同様に，凝固因子の最低血中活性値（正常値の20〜30％）を目標に輸血する．また，DICに対する新鮮凍結血漿（FFP）輸血は，フィブリノゲン値100mg/dLを目標とする．

3) 輸血後の評価

輸血を行ったら輸血を行いっぱなしにせずに必ず後から血算あるいは凝固能検査を行って，期待されるだけ検査値が改善したかどうかを必ず確認する．もしも検査値が期待されるほど増加していなければ，その原因を考える．そして，輸血後に検査値が期待されるほど増加しない最大の原因は，出血の持続あるいは再出血である．したがって，このように輸血後に検査値が期待されるほど増加しない場合には，止血をもう一度検討する．

① 赤血球濃厚液

> **ポイント**
>
> 赤血球濃厚液：1単位（約140mL）輸血
> ⇒Hb 0.6〜0.8g/dL上昇

米国では赤血球濃厚液1単位は250〜300mLであるので，赤血球濃厚液を1単位輸血するとHbは1.0g/dL上昇する．日本と米国では赤血球濃厚液1単位の量が異なるので，注意が必要である[3]．

② 血小板濃厚液

> **ポイント**
>
> 血小板濃厚液：1単位（20mL）輸血
> ⇒血小板数 4,000〜5,000個/mm^{3}上昇

赤血球濃厚液と同様に日本の血小板濃厚液の1単位の量は，米国の半分である．すなわち，米国では血小板濃厚液1パックは50mLであるので，血小板濃厚液1パックの輸血で，血小板数は5,000〜8,000個/mm^{3}上昇する．赤血球濃厚液と同様に血小板濃厚液の1単位の日米の相違には注意する必要がある[4]．

③ 新鮮凍結血漿（FFP）

> **ポイント**
>
> 新鮮凍結血漿（FFP）：1単位（120mL）輸血
> ⇒凝固因子活性値3〜5％上昇

参考文献・ホームページ

1）「日本赤十字社　0511-92　輸血情報［血液製剤の使用指針（改訂版）－赤血球濃厚液－］」，2005
　　http://www.jrc.or.jp/mr/info_pdf/0511_92.pdf

2）「日本赤十字社　0706-106　輸血情報［血液製剤の使用指針（改訂版）－新鮮凍結血漿－（保存前白血球除去製剤版）］」，2007
　　http://www.jrc.or.jp/mr/info_pdf/0706-106.pdf

（以上，2009年5月現在）

3）ヘモグロビン・ヘマトクリット．「問題解決型救急初期検査」（田中和豊　著），医学書院，173-182，2008

4）血小板．「問題解決型救急初期検査」（田中和豊　著），医学書院，183-192，2008

memo

第Ⅴ部　疾患

1. コモン・ディジーズ
   - ①消化管系　　　　160
   - ②肝胆膵系　　　　171
   - ③腎泌尿器系　　　176
   - ④血管系　　　　　181
   - ⑤産婦人科系　　　185
   - ⑥代謝・内分泌系　190
   - ⑦腹壁　　　　　　191
2. レア・ディジーズ　　192

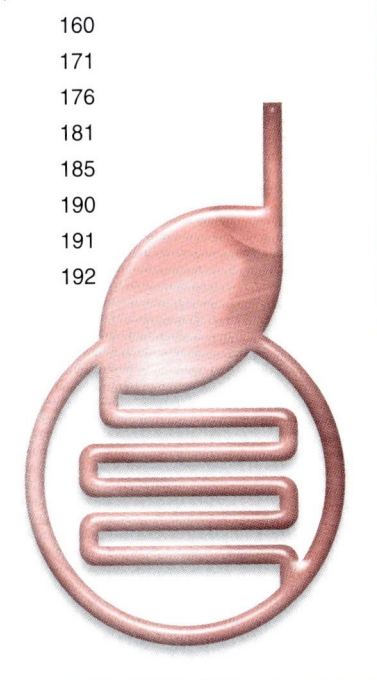

第V部 疾患
1. コモン・ディジーズ
① 消化管系

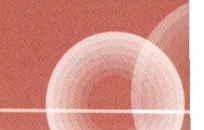

1 胃食道逆流症（GERD）

- ・軽度：
  ファモチジン（ガスター®）（20mg）2錠　分2　経口　7日間．
- ・重症：
  オメプラゾール（オメプラール®）（20mg）1錠　分1　経口　7日間．
- ・後日消化器内科外来受診指示

　医療面接と身体診察から推定診断して経験的に治療することが多い．確定診断は上部消化管内視鏡や24時間食道pHモニターで行う．胃食道逆流症は長期間続くと，食道癌の前段階であるBarrett食道炎を合併することがあるので，定期的な上部消化管内視鏡検査を行うことがある，そのため，必ず後日消化器内科を受診させる．

2 急性胃炎

- ・レバミピド（ムコスタ®）（100mg）3錠　分3　経口　7日間
- ・後日消化器内科外来受診指示

　胃食道逆流症と同様に，医療面接と身体診察から推定診断

して経験的に治療することが多い．治療に反応しない場合には，便秘や消化性潰瘍などの他の診断の可能性を考えて，腹部単純X線写真や上部消化管内視鏡などの検査を検討する．

3 消化性潰瘍

- 軽症の場合：
  ファモチジン（ガスター®）(20mg) 2錠　分2　経口　7日間．
- 重症の場合：
  オメプラゾール（オメプラール®）(20mg) 1錠　分1　経口　7日間．
- 疼痛が激しい場合：
  オキセサゼイン（ストロカイン®）(5mg) 1錠　経口　頓服．
- 後日消化器内科外来受診指示

消化性潰瘍も医療面接と身体診察から推定診断されて経験的に治療されることが多い．医療面接からは，食後に増悪する疼痛は胃潰瘍で，空腹時に増悪する疼痛は十二指腸潰瘍であることがわかる．しかし，正確な消化性潰瘍の存在診断と部位診断には上部消化管内視鏡検査が必須である．救急室で疼痛が強い場合には，H_2拮抗薬やPPIは点滴で投与してもよい．消化性潰瘍はピロリ菌による場合には，除菌により根治が可能なので，診断と治療も兼ねてできるだけ後日消化器内科外来を受診させる．

なお，胃潰瘍については，「EBMに基づく胃潰瘍診療ガイドライン　第2版」（胃潰瘍ガイドラインの適応と評価に関する研究班　編，じほう）が出版されている．

4 上部消化管出血

- 出血性ショックならば，出血性ショックの治療
- 点滴
- 消化性潰瘍による出血を疑えば：
    オメプラゾール（オメプラール®）（20mg）＋生理食塩液 20mL ゆっくり静注．
- 食道静脈瘤破裂による出血を疑い，大量輸液で血圧が上昇しないとき：
    バソプレシン（ピトレシン®）（20単位/mL/A）20単位（1mL）＋5％ブドウ糖199mL（濃度：0.1単位/mL）0.1〜0.4単位/分（60〜240mL/時）で点滴静注．
- 活動性の出血を疑えば，消化器内科緊急コンサルテーション
- 非活動性の出血ならば，入院して待機的に上部消化管内視鏡検査を行うことも可能

5 上部消化管穿孔

- オメプラゾール（オメプラール®）（20mg）＋生理食塩液 20mL　ゆっくり静注
- セフメタゾールナトリウム（セフメタゾン®）（1g/V）2g（2V）＋生理食塩液　100mL　点滴
- 外科緊急コンサルテーション

　過去には上部消化管穿孔はすべて緊急に手術したが，現在では保存的に経過観察することもあるようになった．手術するかしないかの判断も含めて外科にコンサルテーションする．

6 アニサキス症

・疼痛コントロールできなければ、緊急内視鏡コール
・疼痛コントロールできれば、経過観察することも可能

7 急性腸炎

・軽症：
　ビフィズス菌（ラックビー®微粒）（1 g/包）3包　分3
　経口　7日間.
・重症：
　入院治療.
　セフメタゾールナトリウム（セフメタゾン®）（1 g/V）2 g
　（2 V）＋生理食塩液　100mL　点滴　12時間ごと.

　急性腸炎は仮に細菌性腸炎が疑われても、原則として抗菌薬適応にならないことに注意する．抗菌薬投与適応となる腸炎は以下の場合である．

抗菌薬投与適応となる急性腸炎
・敗血症
・重症
・旅行者下痢症
・偽膜性大腸炎
・性行為感染症
・*Vibrio vulnificus*（肝硬変の患者）など

　敗血症を伴う急性腸炎と重症急性腸炎の抗菌薬はセフメタゾン®でよい．

8 旅行者下痢症

- トスフロキサシントシル酸塩水和物（オゼックス®）（150mg）3錠　分3　経口　5日間
- 耐性乳酸菌（ラックビーR®微粒）（1g/包）3包　分3　経口　5日間

　ラックビー®のような整腸薬を抗菌薬と同時に投与するときには，抗菌薬で整腸薬の乳酸菌が死滅しないように加工されている耐性乳酸菌薬（ラックビーR®）を投与する．

9 偽膜性大腸炎

メトロニダゾール（フラジール®内服錠）（250mg）4錠　分4　経口　10日間．

　この処方では，下痢消失率95％，再発率5％である[1]．

10 性行為感染症による急性腸炎

セフトリアキソン水和物（ロセフィン®）1g/V＋生理食塩液100mL　点滴．
あるいは
セフジニル（セフゾン®）100mg　4錠　分1　経口　1回．
および
アジスロマイシン水和物（ジスロマック®）（250mg）4錠　分1　経口　1回．

11 *Vibrio vulnificus* による急性腸炎

塩酸ミノサイクリン(ミノマイシン®)(100mg/V)+生理食塩液 100mL 点滴 12時間ごと.
および
セフォタキシムナトリウム(セフォタックス®)(1g/V)+生理食塩液 100mL 点滴 6時間ごと[2].

12 イレウス

麻痺性イレウス:
・NGチューブ挿入
・絶食
・外科入院

絞扼性イレウス:
・鎮痛
・点滴
・外科緊急コンサルテーション

イレウスは原則として,手術適応がない麻痺性イレウスも含めて,入院は内科よりも外科が適切である.麻痺性イレウスの原因は急性腸炎のこともある.

13 急性虫垂炎

急性虫垂炎の診断は,外科との連携を考えて行う.DPCでのコストを考えて腹部造影CTで確定診断する前に外科を呼ぶ施設もある.また,全例に腹部造影CTを撮影してから手術を

行う施設もある．ただし，**患者が女性の場合には確定診断のために腹部造影CTを撮影した方がよいと筆者は考える．なぜならば，手術前に疾患が急性虫垂炎なのか，産婦人科疾患なのか鑑別してから，適切な専門医を呼ぶ方が患者と医師の両者にとって利益があるからである**．腹部造影CTで急性虫垂炎が否定的であれば，腹部造影CTの特異度は非常に高いので，ほぼ急性虫垂炎を否定して，外科を呼ばずに総合診療外来でフォローしてもよい．

一方，急性虫垂炎が疑わしい場合には，抗菌薬治療か手術治療かの判断も含めて治療は外科医に任せた方が無難である．一般的に日本で「盲腸を散らす」と言われている急性虫垂炎に対する抗菌薬治療は，欧米の教科書には記載されていない．しかし，実際には日本では急性虫垂炎に対する抗菌薬治療が行われることがある．この場合，抗菌薬は明らかなエビデンスがないが，経験的にbacteroidesをカバーする抗菌薬を選択することが望ましい．実際には，セフメタゾールナトリウム（セフメタゾン®），スルタミシリントシル酸塩水和物（ユナシン®）やセフカペンピボキシル酸塩水和物（フロモックス®）などの抗菌薬が適応となる．なお，外来で1日1回点滴投与可能なセフトリアキソン水和物（ロセフィン®）はbacteroidesをカバーしないので必ずしも適切な抗菌薬とは言いがたい．

抗菌薬の処方例

セフメタゾールナトリウム（セフメタゾン®）（1g/V）1g（1V）＋生理食塩液　100mL　点滴　6時間ごと．

抗菌薬は発症後6時間以内に投与開始しないと虫垂炎が穿孔することがある．

14 憩室炎

- 軽症:
  セフカペンピボキシル酸塩水和物（フロモックス®）（100mg）
  3錠　分3　経口　7日間.
- 重症:
  内科入院.
  セフメタゾールナトリウム（セフメタゾン®）（1g/V）1g
  （1V）＋生理食塩液　100mL　点滴　6時間ごと.
  あるいは
  アンピシリンナトリウム・スルバクタムナトリウム配合
  （2：1）（ユナシン-S®）（1.5g/V）3g（2V）＋生理食塩
  液　100mL　点滴　6時間ごと.

虫垂炎と同様にbacteroidesをカバーする抗菌薬を投与する．治療が遅れると穿孔することがある．その場合は下部消化管穿孔であるので緊急手術適応となる．

15 虚血性腸炎

- 点滴
- 絶食
- 腸管虚血の程度がひどければ，抗凝固療法あるいは開腹手術
- 消化器内科あるいは消化器外科入院

虚血性腸炎は静脈血栓あるいは静脈の血流低下により起こる．したがって，好発部位はGriffith点およびS状結腸の直腸移

行部（Sudeck点）である．Griffith点は上腸間膜動脈と下腸間膜動脈の支配領域の境界で，Sudeck点は下腸間膜動脈と直腸動脈の支配領域の境界である．

虚血性腸炎は静脈閉塞であるが，重症になると腸管壊死を起こす．したがって，虚血性腸炎と診断したならば，腸管壊死が進展していないかどうかモニターするために原則として入院治療が必要である．

腸管壊死のモニターは，症状・腹部身体診察・採血検査および画像検査で行う．

腸管壊死のモニター

- 症状：腹痛や下血など
- 腹部身体診察：腹膜刺激徴候
- 採血検査：

  白血球・アミラーゼ．動脈血ガスでアニオン・ギャップ開大性代謝性アシドーシスがないかどうかをチェックする．
- 画像検査：
  a）腹部単純X線写真

  腸管のthumbprinting signや腸管壁の気腫などの所見をチェックする．

  b）腹部造影CT

  腸管壁に浮腫はないか（厚さ＞3 mm），腸管壁が造影されるかどうかなどの所見をチェックする．

  c）大腸内視鏡

  腸管粘膜の色調をチェックする．

重症の場合には，抗凝固療法や開腹手術を行うこともある．

16 便秘症

- 機能性便秘に対して：
    便塊が下行結腸よりも肛門側にあるとき：
    グリセリン（グリセリン浣腸®）　60〜120mL.
    便塊が横行結腸よりも口側にあるとき：
    痙攣性便秘：酸化マグネシウム（酸化マグネシウム®）
    　　　　　　1.5〜3g　分3　経口　3日間.
    麻痺性便秘：ピコスルファートナトリウム水和物（ラキソベロン®）(2.5mg)　2錠　分1　経口　就寝前.

- 機械的閉塞による便秘（大腸癌による大腸閉塞など）：
    消化器外科緊急コンサルテーション.

　大腸癌による大腸閉塞などの機械的閉塞による便秘に，ラキソベロン®のような刺激性便秘薬は消化管穿孔を起こすことがあるので，避けることが望ましい.

17 下部消化管穿孔

- メロペネム水和物（メロペン®）(0.5g/V)　1g（2V）＋生理食塩液　100mL　点滴　8時間ごと
- 消化器外科緊急コンサルテーション

　下部消化管穿孔は腹膜炎による致死率が非常に高いので，原則として緊急手術適応である.

参考文献

1) Gerding DN, Johnson S: 114. Clostridium Difficile-associated disease, including pseudomembranous colitis.「Harrison's Principles of Internal Medicine, 16th ed.」McGraw-Hill, New York, 760-762, 2005
2) Waldor MK, Keusch GT : 140. Cholea and other vibrioses.「Harrison's Principles of Internal Medicine, 16th ed.」McGraw-Hill, New York, 909-914, 2005

memo

第V部 疾患

コモン・ディジーズ
② 肝胆膵系

1 肝炎

- 軽症：
    後日消化器内科受診指示．
- 重症（肝細胞逸脱酵素3桁以上など）：
    a) 点滴
    b) グリチルチン製剤（強力ネオミノファーゲンシー®）（20mL）40〜60mL（2〜3A） 点滴 1日1回
    c) 消化器内科入院

　肝炎の入院適応は原則として患者の全身状態で決定するが，肝酵素（AST，ALT）が3桁以上ある場合には経過観察も含めて入院させた方が無難である．

2 肝細胞癌

- 破裂ならば：
    a) 出血性ショックの治療
    b) TAE検討
    c) 内科緊急コンサルテーション
- 破裂していないならば：
    後日消化器内科外来受診指示．

3 胆石症

- 鎮痙・鎮痛：
    ブチルスコポラミン臭化物（ブスコパン®）（20mg/1mL/A）20mg（1A）静注．
    それでも改善しない場合には：
        ペンタゾシン（ソセゴン®）（15mg/1mL/A）15mg（1A）静注．疼痛コントロールができれば帰宅可能．後日消化器内科外来受診指示．
        疼痛コントロールができなければ消化器内科入院．
- 帰宅時処方例：
    フロプロピオン（コスパノン®）（40mg）1錠　経口　頓服．

　胆石による疼痛発作である「胆石症」の治療は，薬物による内科的治療と胆嚢摘出術による外科的治療法がある．したがって，「胆石症」の受診科は消化器内科でも消化器外科でもよいことになる．しかし，総胆管結石を合併していなくてもコレステロール結石に対する結石溶解療法なども考慮して，筆者は「胆石症」の患者はまず最初に消化器外科ではなく，あえて消化器内科を受診させている．

　なお，胆道膵系疾患の疼痛コントロールには，Oddiの括約筋を収縮させる可能性のある塩酸モルヒネ®は避ける．

4 胆嚢炎

- 血液培養2セット採取後：
    アンピシリンナトリウム・スルバクタムナトリウム配合（2：1）（ユナシン-S®）（1.5g/V）3g（2V）＋生理食塩液　100mL　点滴　6時間ごと．
- 消化器外科入院

胆嚢炎は早期に手術適応となるので,外科に入院させた方がよい.

胆嚢炎に対しては,現在「科学的根拠に基づく急性胆管炎・胆道炎の診療ガイドライン　第1版」(急性胆道炎の診療ガイドライン作成出版委員会　編,医学図書出版)が出版されている.

5 総胆管結石

- 鎮痙・鎮痛：
  ブチルスコポラミン臭化物(ブスコパン®)(20mg/1mL/A) 20mg(1A)静注.
  それでも改善しない場合には：
  ペンタゾシン(ソセゴン®)(15mg/1mL/A) 15mg(1A)静注.
- 消化器内科入院
- 緊急ERCP (endoscopic retrograde cholangiopancreatography)あるいは経皮的胆道ドレナージ
- アンピシリンナトリウム・スルバクタムナトリウム配合(2：1) (ユナシン-S®)(1.5g/V) 3g(2V)＋生理食塩液　100mL　点滴　6時間ごと

総胆管結石はERCP適応となるので内科入院である.

6 急性膵炎

- 鎮痛：
  ペンタゾシン(ソセゴン®)(15mg/1mL/A) 15mg(1A)静注.

- 点滴
- 重症度分類
- 原因検索
- 消化器内科入院

　急性膵炎については,「エビデンスに基づいた急性膵炎のガイドライン　第2版」(急性膵炎の診療ガイドライン第2版作成出版委員会　編,金原出版)が出版されているので,このガイドラインを参考に治療方法を決定するのが望ましい.

7 慢性膵炎

　慢性膵炎とは,膵臓の内分泌と外分泌機能障害を伴った永久的な構造破壊に至った膵臓の進行性炎症変化による症候群である.古典的な三徴は,膵臓の石灰化・脂肪便・糖尿病であるが,これらの3つが揃うのは病状がかなり進行した晩期である.

　確定診断は,単純X線写真またはCTで膵臓に石灰化像を認めること,主膵管の数珠状変化あるいは膵管の枝の拡張などの異常な膵管造影像,あるいは,異常なセクレチン膵機能検査のいずれかで行われる.アミラーゼやリパーゼなどの膵酵素はほとんどの場合軽度しか上昇していない.

　画像検査では,腹部単純X線で膵臓に石灰化像を認めるのは慢性膵炎の約30%である.慢性膵炎の診断のために,腹部エコーは感度60〜70%,特異度80〜90%で,CTは感度75〜90%,特異度85%である.

　慢性膵炎の鑑別診断は膵臓癌などである[1].

アルコール摂取の削減と低脂肪食の指導

急性疼痛に対しては，短期間オピオイド鎮痛薬・麻薬性鎮痛薬投与とともに低容量のアミトリプチリンとNSAIDを使用することに効果があることが知られている[2]．

アルコールの指導も含めた長期的なフォローが必要であるので，消化器内科外来，場合によっては心療内科外来などへの受診を勧める．

参考文献

1) Freedman SD：Clinical manifestations and diagnosis of chronic pancreatitis in adults. UpToDate®, 2009
2) Freedman SD：Treatment of chronic pancreatitis. UpToDate®, 2009

（閲覧にはUp To Date®への会員登録が必要）

memo

第V部 疾患

1. コモンディジーズ
③ 腎泌尿器系

1 尿路結石・水腎症

- 鎮痙・鎮痛：
    ブチルスコポラミン臭化物（ブスコパン®）（20mg/1 mL/A）20mg（1A）静注．
    それでも改善しない場合には：
    ペンタゾシン（ソセゴン®）（15mg/1 mL/A）15mg（1A）静注．
- 疼痛コントロールができ，かつ，発熱などの腎盂腎炎の症状がなければ帰宅可能．
    帰宅時処方例：
    a) ジクロフェナクナトリウム（ボルタレン®）坐剤 25mgあるいは50mg 頓用
    b) ジクロフェナクナトリウム（ボルタレン®）（25mg）3錠 分3 経口
    c) フロプロピオン（コスパノン®）（40mg）3錠 分3 経口
    d) レバミピド（ムコスタ®）（100mg）3錠 分3 経口
    b)～d)を3日間．
    後日泌尿器科外来受診指示．
- 疼痛コントロールができない場合，あるいは発熱などの腎盂腎炎の症状があれば，泌尿器科あるいは内科入院

帰宅時処方例にはウラジロガシエキス（ウロカルン®）を追加することもある．

2 腎梗塞[1]

- ヘパリンナトリウム（ヘパリンナトリウムN®注）80単位/kg 静注
- その後：
  ヘパリンナトリウム（ヘパリンナトリウムN®注）5,000単位＋生理食塩液45mL（濃度：100単位/1mL）を18単位/kg/時で持続点滴開始．
- 内科入院

腎梗塞の原因はほとんどが心房細動による心原性塞栓である．重症な腎梗塞では血栓溶解療法を行うこともある．

3 膀胱炎

トスフロキサシン酸トシル酸塩水和物（オゼックス®）（150mg）3錠　分3　経口　3日間．

排尿時痛・頻尿・残尿感などの症状があれば膀胱炎を疑う．これらの症状があれば診断はまず膀胱炎である．出血性膀胱炎のときには肉眼的血尿を認めることもある．また，症状が重い場合には，限局的に腹膜刺激症状もみられる．鑑別診断は膣炎と高齢者の萎縮性膣炎だけである．また，膀胱炎は通常女性しか罹患しない．もしも男性で膀胱炎を疑ったら，前立腺肥大のような器質的疾患を考える．

健常者の膀胱炎は経験的治療に反応するはずであるので，通常尿培養は不要である．

健常者の膀胱炎の原因微生物は，大腸菌が80％以上でほとんどがクレブシエラ菌やプロテウス菌などのグラム陰性桿菌である．したがって，抗菌薬はこれらグラム陰性桿菌だけを

カバーするセフェム系抗菌薬を投与してもよい．しかし，まれに健常者の膀胱炎の原因微生物に，*Staphylococcus saprophyticus*や腸球菌があるので，これらもカバーしようと思うとセフェム系抗菌薬では不十分で，ニューキノロン系抗菌薬を投与することが必要である．

抗菌薬の投与期間は通常3日間で十分である．反応しない場合には再受診させる．

4 腎盂腎炎

尿培養および菌血症を疑えば血液培養2セット摂取．その後：

・軽症：

トスフロキサシン酸トシル酸塩水和物（オゼックス®）（150mg）3錠　分3　経口　7日間．

・重症：

原則として入院治療．

健常者の場合：

a）セフォタキシムナトリウム（セフォタックス®）（1g/V）1V（1g）＋生理食塩液　100mL　点滴　12時間ごと．

b）アミカシン硫酸塩（硫酸アミカシン®）（200mg/2mL/V）15mg/kg＋生理食塩液　100mL　点滴　24時間ごと．

どうしても入院できなければ外来通院：

a）セフトリアキソンナトリウム水和物（ロセフィン®）（1g/V）2g（2V）＋生理食塩液　100mL　点滴　24時間ごと．

b）アミカシン硫酸塩（硫酸アミカシン®）（200mg/2mL/V）15mg/kg＋生理食塩液　100mL　点滴　24時間ごと．

院外の健常者の腎盂腎炎の原因微生物は，院外の健常者の膀胱炎の原因微生物と同じである．ただし，腎盂腎炎の場合，健常者でも急速に敗血症に至りショック・多臓器不全になることがあるため，原則として抗菌薬は点滴治療が望ましい．仮に経口の抗菌薬を投与する軽症の患者でも，採血・点滴したのであればついでに1回だけ抗菌薬を点滴してもよい．腎盂腎炎の抗菌薬投与期間は膀胱炎の抗菌薬投与期間と異なり，最低でも7日間である．

　点滴の抗菌薬は，セフェム系抗菌薬とアミノグリコシド系抗菌薬の2剤でなくても，原因微生物をすべてカバーするニューキノロン系抗菌薬1剤でも構わない．しかし，筆者は腎盂腎炎の初期治療には，殺菌性の抗菌薬であるセフェム系抗菌薬をベースにして，それと同時併用すると相乗効果のあるアミノグリコシド系抗菌薬を併用している．

　外来治療で，あえて肝胆道排泄性の脂溶性抗菌薬ロセフィン®を投与するのは，ロセフィン®は1日1回投与が可能だからである．外来通院治療は最初の3日間，上記のロセフィン®と硫酸アミカシン®の点滴を行い，尿培養の結果で後日抗菌薬をde-escalation（より狭域の抗生物質に変更すること）する．局所的な腎盂腎炎，つまり，尿培養陽性だが血液培養陰性の場合には，抗菌薬点滴3日後に全身状態が良ければ，抗菌薬を経口に変更して合計7日間投与する．一方，菌血症を伴う全身性腎盂腎炎，つまり，尿培養と血液培養がともに陽性の場合には，抗菌薬を3日後にde-escalationして1剤に絞ってからも点滴を最低7日間継続する．そして，全身状態が改善して，かつフォロー・アップの血液培養が1セット陰性であるのを原則として確認してから，抗菌薬を経口に変更して，合計14日間抗菌薬を投与する．

5 精巣捻転

25歳以下の男性4,000人に1人の割合で起こる．**精索がより長いために左側が右側より2倍捻転を起こしやすい．陰嚢，鼠径，患側の下腹部の痛みが主症状で，約5分の1の患者に陰嚢の外傷の既往があるということである**[2]．

■ 精巣捻転を疑った時点で泌尿器科緊急コンサルテーション．

鑑別診断には精巣上体炎もあるが，検査・マネジメントも含めて疑った時点で泌尿器科にコンサルテーションする．

参考文献

1) Radhakrishnan J : Diagnosis and treatment of renal infarction. UpToDate®, 2008
（閲覧にはUpToDate®への登録が必要）
2) 精索捻転．「ベッドサイド泌尿器科学　診断・治療編　改訂第3版」（吉田　修　編）南江堂，p.228-229, 2000

memo

第Ⅴ部 疾患

1. コモン・ディジーズ
④ 血管系

1 急性大動脈解離

- 疼痛コントロール：
  塩酸モルヒネ（塩酸モルヒネ®）（10mg/1mL/A） 2mg（0.2mL）静注．
- 血圧コントロール：
  プロプラノロール塩酸塩（インデラル®）（2mg/2mL/A） 2mg（1A）静注．
- Stanford分類：
  Stanford Aならば循環器外科に，Stanford Bならば循環器内科緊急コンサルテーション．

急性大動脈解離で腹痛を呈するのは，通常Stanford Bである．Stanford Bの急性大動脈解離は通常内科的治療を行うが，対麻痺などの神経症状がある場合には手術することもある．

2 腹部大動脈瘤[1]

- 破裂していれば：
  a) 出血性ショックの治療
  b) 疼痛コントロール（血圧が許せば）
  c) 血管外科緊急コンサルテーション
- 破裂していなければ：
  経過観察のため血管外科入院．

> あるいは,
> プロプラノロール塩酸塩(インデラル®)(10mg) 3錠 分3
> 経口 7日間.
> 後日血管外科外来受診指示.

　腹部大動脈瘤は通常腰痛を呈することが多い.しかし,腹痛を呈することもあり得る.
　以下のような場合,腹部大動脈瘤は修復術(開腹的あるいはステント挿入術)となる.

腹部大動脈瘤の修復術適応

・有症状の腹部大動脈瘤
・無症状でも,正常腹部大動脈の直径の2倍以上の大動脈瘤
・大動脈瘤の直径>5.5cm
・大動脈瘤直径が6カ月間に0.5cm以上増大
・治療を必要とする腸骨動脈瘤または大腿動脈瘤があり,かつ,同時に閉塞性疾患,血栓症または塞栓症を合併する場合

3 急性腸間膜動脈虚血[2)]

> ・鎮痛:
> 　ペンタゾシン(ソセゴン®)(15mg/1mL/A) 15mg(1A)静注.
> ・点滴:
> 　代謝性アシドーシスの是正.
> 　予防的抗菌薬投与:
> 　　メロペネム水和物(メロペン®)(0.5g/V) 1g(2V)+生理食塩液 100mL 点滴 8時間ごと.
> ・NGチューブ挿入

- 抗凝固療法：
  ヘパリンナトリウム（ヘパリンナトリウムN®注）80単位/kg静注．
  その後：
  ヘパリンナトリウム（ヘパリンナトリウムN®注）5,000単位＋生理食塩液45mL（濃度：100単位/1mL）を18単位/kg/時で持続点滴開始．
- 緊急血管造影あるいは血管外科緊急コンサルテーション

急性腸間膜動脈虚血は大きく以下の4つに分類される．

- 上腸間膜動脈塞栓症（50％）
- 上腸間膜動脈血栓症（15〜25％）
- 腸間膜静脈血栓症（5％）
- 非閉塞性虚血（NOMI：**N**on**o**cclusive **m**esenteric **i**schemia）（20〜30％）

急性腸間膜動脈虚血は致死率が60％を超える．リスクファクターとしては，高齢・動脈硬化，低心拍出状態，不整脈，重度心臓弁膜症，最近の心筋梗塞，そして，腹腔内悪性腫瘍などがある．

確定診断は血管造影である．血管造影を行えば，急性腸間膜動脈虚血は上記の4種類のどれなのか判明するだけでなく，閉塞部位も診断でき，またカテーテル治療も可能である．この血管造影術の進歩のため，急性腸間膜動脈虚血の死亡率は1960年代には70％であったものが，現在では約30％ほどに低下している．

また，腸管壊死が合併する場合には開腹手術による腸切除も必要である．

予防的に投与する抗菌薬は，下部消化管穿孔による二次性腹膜炎と同様に嫌気性菌をカバーする抗菌薬を選択する．

参考文献

1) Mohler, III, ER, Fairman RM : Natural history and management of abdominal aortic aneurysm. UpToDate®, 2008
2) Tendler DA, LaMont JT : Acute Mesenteric Ischmia. UpToDate®, 2008

(閲覧にはUpToDate®への会員登録が必要)

memo

第Ⅴ部 疾患
1．コモン・ディジーズ
⑤ 産婦人科系

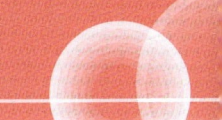

1 妊娠

- 子宮外妊娠破裂が医療面接と身体診察から否定的であれば，後日産婦人科外来受診指示
- 鎮痛：
    できるだけ控える．もしも必要ならば妊婦に投与可能な鎮痛薬〔アセトアミノフェン（カロナール®）〕を使用する．

　産婦人科では，胎嚢の位置，すなわち正常子宮内妊娠か子宮外妊娠か，そして，胎嚢の大きさなどから妊娠週数の判定などの検査を行う．

2 子宮外妊娠破裂

- 出血性ショックの治療
- 産婦人科緊急コンサルテーション

3 月経困難症・子宮筋腫

- 鎮痛：
    a) ジクロフェナクナトリウム（ボルタレン®）坐剤　25mgあるいは50mg　頓用
    b) ジクロフェナクナトリウム（ボルタレン®）（25mg）3錠 分3　経口

c）レバミピド（ムコスタ®）（100mg）3錠　分3　経口
　　b）c）を7日間.
・後日産婦人科外来受診指示

　月経困難症や子宮筋腫の腹痛はプロスタグランジンが関与するので，鎮痛にはNSAIDを用いる．

4 卵巣出血

・点滴
・鎮痛：
　　ブチルスコポラミン臭化物（ブスコパン®）（20mg/1 mL/A）20mg（1A）静注．
　　それでも改善しない場合には：
　　　ペンタゾシン（ソセゴン®）（15mg/1 mL/A）15mg（1A）静注．
・産婦人科緊急コンサルテーション

　卵巣出血は通常保存的治療で治癒するが，経過観察目的で入院させる．

5 卵巣捻転

　手術により確定診断された卵巣捻転の94％には，卵巣嚢腫（48％）か卵巣腫瘍（46％）が認められる．そして，卵巣捻転を起こした卵巣の90％以上は組織学的に良性である．成人の場合卵巣捻転のうち正常卵巣の占める割合は6％であるが，15歳以下の小児では卵巣捻転のうち正常卵巣の占める割合は50％を超える．

このことから，卵巣捻転を起こす基礎疾患には通常，卵巣嚢腫か卵巣腫瘍などの解剖学的異常があると考えられる．卵巣は大きければ大きいほど捻転する危険性が増大する．しかし，卵巣捻転を起こしやすくなる卵巣の大きさの閾値は知られていない．以上のことから，**ある程度の大きさの卵巣嚢腫か卵巣腫瘍がある腹痛患者は，否定されるまでは卵巣捻転として扱う必要がある**．このような患者は緊急手術も念頭に置いて迅速に産婦人科にコンサルテーションすべきである．

精巣捻転は左側が多いのに対して，卵巣捻転は右側に多いことが知られている．その理由は，左側ではS状結腸が卵巣捻転を妨げるのではないかと言われている[1]．

- 点滴
- 鎮痛：
  ペンタゾシン（ソセゴン®）（15mg/1 mL/A）15mg（1 A）静注．
- 産婦人科緊急コンサルテーション

卵巣捻転は原則として緊急手術適応であるので，速やかに産婦人科にコンサルテーションする．

図に右卵巣捻転の症例を示す．

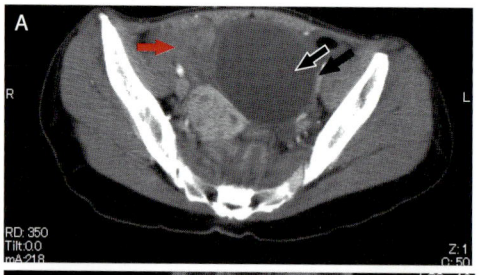

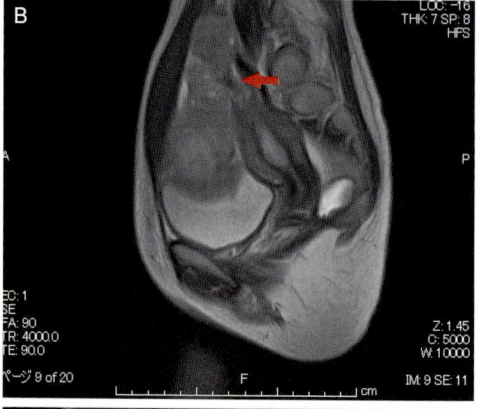

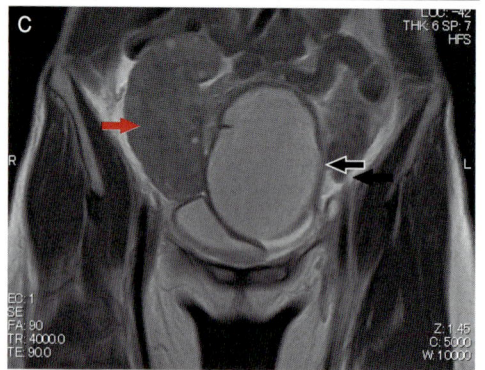

図 ■ 28歳女性．右下腹部痛と嘔吐が主訴．右卵巣捻転の診断

A：右卵巣嚢胞（➡）を伴う右卵巣腫瘍（➡）．
B：卵巣と子宮の間に捻転が認められる（➡）．
C：右卵巣嚢胞（➡）を伴う右卵巣腫瘍（➡）．

6 骨盤内炎症症候群

・軽症:
　トスフロキサシントシル酸塩水和物(オゼックス®)(150mg)
　3錠　分3　経口　14日間.
　後日産婦人科外来受診指示.
・重症:
　セフメタゾールナトリウム(セフメタゾン®)(1g/V)　1g
　(1V)＋生理食塩液　100mL　点滴　6時間ごと.
　および
　ミノサイクリン塩酸塩(ミノマイシン®)(100mg)＋生理食
　塩液　100mL　点滴　12時間ごと.
　産婦人科入院.

　骨盤内炎症症候群の起因微生物は，淋菌・クラミジアと嫌気性菌などである．したがって，抗菌薬はこれらの起因微生物をすべてカバーする抗菌薬を選択する．

参考文献
1) Growdon WB : Ovarian and fallopian tube torsion. UpToDate®, 2009
(閲覧にはUpToDate®への会員登録が必要)

memo

1 糖尿病性ケトアシドーシス

- 生理食塩液:最初の1時間に500mL〜1L
- インスリン(ノボリンR®) 0.15〜0.2 U/kg 静注後,0.1 U/kg/時で持続点滴
- 感染症が存在すれば感染症の治療
- 内科入院

2 アルコール性ケトアシドーシス(AKA)

- 糖質輸液用製剤(ソルデム®) 3A 1〜2L 点滴
- ビタミン製剤(ネオラミン・スリービー®) 1A 点滴に混注
- 内科入院

AKAの治療は,飢餓が根底にあるので糖の入った維持輸液を点滴すること,そして,Wernicke脳症の予防のために必ずビタミンB_1を点滴することの2点が重要である.

memo

1. コモン・ディジーズ
⑦ 腹壁

1 帯状疱疹

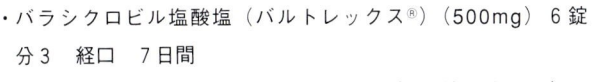

- バラシクロビル塩酸塩（バルトレックス®）（500mg）6錠 分3 経口 7日間
- イブプロフェン（ブルフェン®）（200mg）3錠 分3 経口 7日間
- メコバラミン（メチコバール®）（500μg）3錠 分3 経口 7日間
- 後日皮膚科外来受診指示

2 鼠径ヘルニア

- 嵌頓していれば：
  a) 徒手整復
  b) 徒手整復不可能であれば，外科緊急コンサルテーション
- 嵌頓していなければ：
  疼痛があれば：
   イブプロフェン（ブルフェン®）3錠 分3 経口 7日間．
  後日外科外来受診指示．

memo

第Ⅴ部 疾患

2. レア・ディジーズ

　腹痛を呈する疾患の中には，「診たことがある，あるいは，知っていれば当たり前」で，「診たことがない，あるいは，知らなければ謎の疾患」となるものがある．以下にこれらの"百聞は一見に如かず"のレア・ディジーズを列記する．

1 abdominal apoplexy

　腹腔内の動脈の動脈瘤がある日突然破裂して，突然の腹痛とショックで搬入されることがある．突然の腹痛とショックの患者に腹部エコーで腹水を認めれば，この疾患を強く疑う．この疾患はabdominal apoplexyと呼ばれるが，教科書に記載されていることは少ない．abdominal apoplexyは，本疾患が突然の頭痛で発症する脳動脈瘤破裂によるくも膜下出血と似ているのでこう呼ばれる．abdominal apoplexyとは，つまり脳卒中に対して，「腹卒中」とでもいうべき病態である．脳卒中は頭蓋内が一定の容積しかないために，出血が長時間大量に続くことはないので出血性ショックになることはない．しかし，腹腔内の動脈性出血は自然止血せずに長時間大量に続くので容易に出血性ショックになるのである．したがって，この病態を疑ったときには，速やかに出血性ショックの治療を行い，反応しないnon-responderは速やかに手術室で緊急開腹術を行い，responderは腹部造影CTを施行し確定診断してTAEに結び付けることである．

　出血源となる腹腔内動脈源は脾動脈瘤が多く，その発生原因としては膵炎が多い印象を受ける．

以下の参考文献の症例報告は典型的なabdominal apoplexyである[1].

　この症例報告は，45歳男性で重い物を持ち上げた後の突然の腹痛と低血圧で救急室に搬入された患者である．来院時血圧は84/49mmHgで，脈拍は100/分，腹部は板状硬であった．FASTで腹腔内出血を認めたため，緊急開腹手術を行った．すると，下膵十二指腸動脈瘤の破裂が確認されて，出血部位を縫合した．手術時に「死の三徴」である低体温・アシドーシス・凝固能異常を認めたため，abdominal compartment syndromeの合併を懸念して閉腹せずに手術を終了した．その後確定診断を行うために血管造影を行った．その結果，下膵十二指腸動脈に動脈瘤を認め，そこに塞栓術を施行した．その後この患者は残念ながら合併症を併発して1カ月後に死亡している．

　本論文の中には明らかに"abdominal apoplexy"という言葉は用いられていない．しかし，本症例は典型的な"abdominal apoplexy"の症例である．この症例では，下膵十二指腸動脈瘤の成因は腹腔動脈の狭窄であるとしている．

2 腹直筋血腫

　自然に，あるいは，腹筋トレーニングや腹部打撲後に腹壁痛を主訴に来院する．腹直筋血腫は腹部エコーや腹部造影CTで腹壁に血腫が認められることで診断する．血腫は通常自然に吸収される．ただし，血圧が低下したり，あるいは腹部造影CTで血管外漏出が認められる場合には，TAEを行うこともある．

3 尿膜管嚢胞

　腹痛の有無に関わらずに，「臍部から膿あるいは液体が出る」という主訴はほぼこの尿膜管嚢胞である．若い女性に多い．確

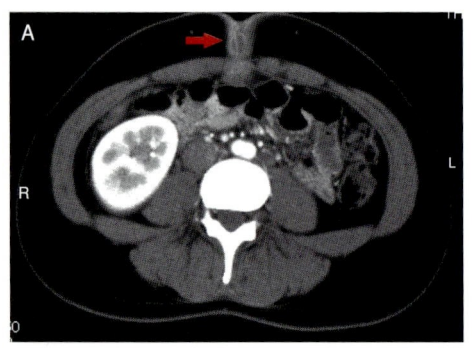

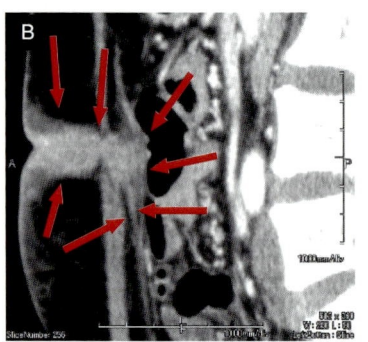

図1 ■ 24歳女性．尿膜管嚢胞（→）
臍と腹腔内に交通が確認できる．

定診断は腹部造影CTあるいは腹部エコーである．膿などが出て感染していたら，グラム陽性球菌をカバーするセファクロル（ケフラール®）などの抗菌薬を投与する．根治療法は手術療法であるので，後日外科（あるいは小児外科）外来を受診させる．

図1に尿膜管嚢胞の症例を示す．

4 腎血管筋脂肪腫

仮に診断名がわからなくても，画像でextravasation（血管

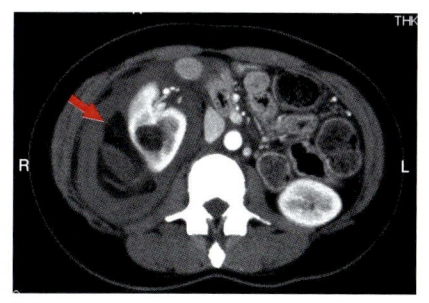

図2 ■ 42歳男性．右腎血管筋脂肪腫破裂（→）

外漏出）があるので，TAEを目的に放射線科医を呼べば，博学な放射線科医が診断名を教えてくれるはずである．

図2に右腎血管筋脂肪腫破裂の症例を示す．

5 鉛中毒[2)]

繰り返す腹痛と小球性貧血は，もちろん消化管疾患とそれによる鉄欠乏性貧血も考えられる．しかし，消化管内視鏡検査で原因が不明である場合や，職業歴で鉛に暴露される危険性がある場合には，確定診断のために血中鉛濃度を測定する．

血中鉛濃度が60μg/dLより大きければ鉛中毒とする．治療はD-ペニシラミン（メタルカプターゼ®）である．

6 Chilaiditi症候群

Chilaiditi症候群とは，右横隔膜と肝右葉前面の間に結腸や空回腸が嵌入した状態の総称である．この病態は1910年にChilaiditiが3症例を報告してから，Chilaiditi症候群と呼ばれるようになった．

症状は無症状が多いが，時に腹部膨隆，慢性便秘，放屁，腹痛，呼吸困難，胸痛などを起こす．頻度はおおよそ0.003〜

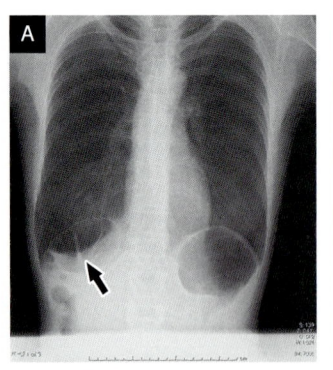

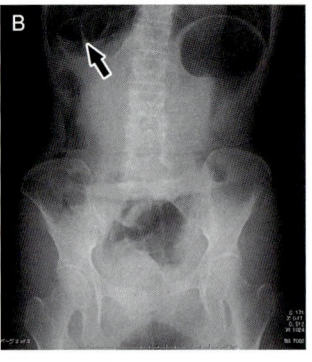

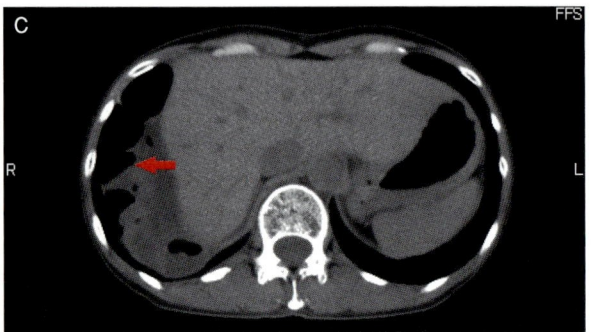

図3 ■ 50歳女性．Chilaiditi症候群．

A：胸部単純X線写真．右横隔膜と肝臓の間に腸管の空気がある（➡）．
　➡部の空気はハウストラがあることとair-fluid levelがないことから，結腸内のガスであってfree airではない．消化管穿孔の単純X線写真〔第Ⅲ部3 ①図7（p.103）〕と比較．
B：腹部単純X線写真．右横隔膜と肝臓の間に腸管の空気がある（➡）．
C：腹部単純CT．右横隔膜と肝臓の間に腸管の空気がある（➡）．

0.015％で，検診や画像検査で偶然に発見されることが多い．治療は対症療法である．しかし，症状が強い場合や絞扼性イレウスを合併した場合には手術を行うこともある[3]．

図3にChilaiditi症候群の症例を示す．

参考文献

1) De Moya MA, et al.：Case 1-2008 A 45-year-old man with Sudden Onset of Abdominal Pain and Hypotension. N Engl J Med, 358：178-186, 2008
2) 松村理司：メジャーリーガー医の一発診断1．原因不明の腹痛と貧血は鉛中毒だった．ERマガジン，1：72-75，2004
3) 藤井雅和，西田一也：Chilaiditi症候群の1手術例．日消外会誌，36（8）：1221-1226, 2003

memo

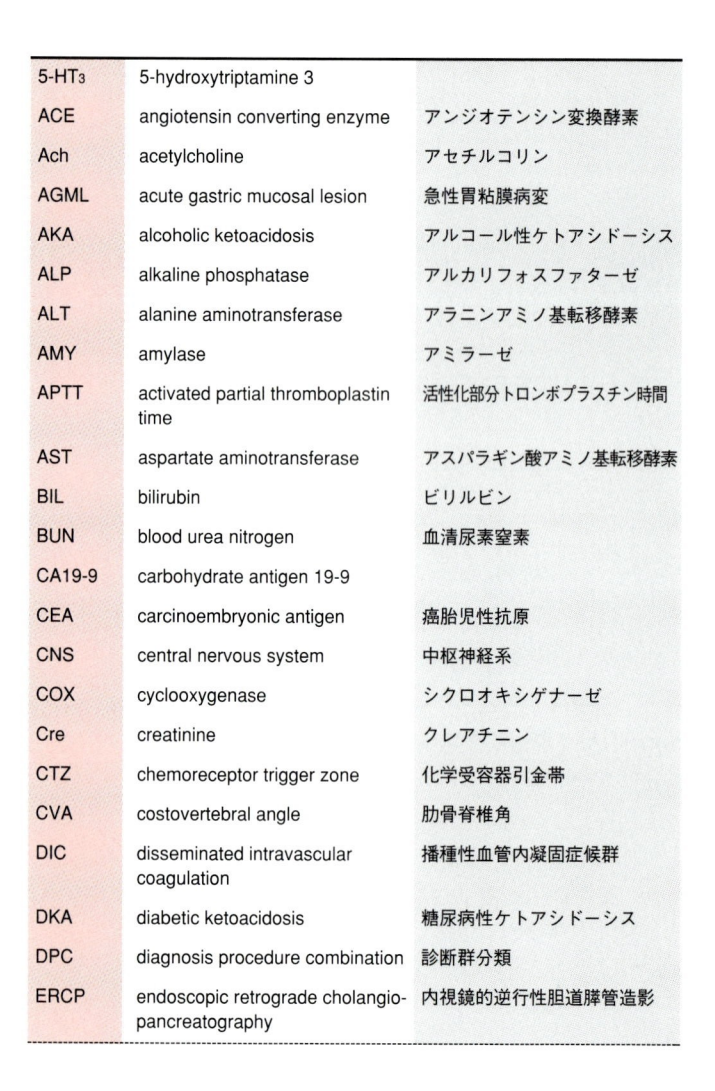

5-HT₃	5-hydroxytriptamine 3	
ACE	angiotensin converting enzyme	アンジオテンシン変換酵素
Ach	acetylcholine	アセチルコリン
AGML	acute gastric mucosal lesion	急性胃粘膜病変
AKA	alcoholic ketoacidosis	アルコール性ケトアシドーシス
ALP	alkaline phosphatase	アルカリフォスファターゼ
ALT	alanine aminotransferase	アラニンアミノ基転移酵素
AMY	amylase	アミラーゼ
APTT	activated partial thromboplastin time	活性化部分トロンボプラスチン時間
AST	aspartate aminotransferase	アスパラギン酸アミノ基転移酵素
BIL	bilirubin	ビリルビン
BUN	blood urea nitrogen	血清尿素窒素
CA19-9	carbohydrate antigen 19-9	
CEA	carcinoembryonic antigen	癌胎児性抗原
CNS	central nervous system	中枢神経系
COX	cyclooxygenase	シクロオキシゲナーゼ
Cre	creatinine	クレアチニン
CTZ	chemoreceptor trigger zone	化学受容器引金帯
CVA	costovertebral angle	肋骨脊椎角
DIC	disseminated intravascular coagulation	播種性血管内凝固症候群
DKA	diabetic ketoacidosis	糖尿病性ケトアシドーシス
DPC	diagnosis procedure combination	診断群分類
ERCP	endoscopic retrograde cholangio-pancreatography	内視鏡的逆行性胆道膵管造影

FAST	focused assessment with sonography for trauma	
FFP	fresh frozen plasma	新鮮凍結血漿
GERD	gastroesophageal reflux disease	胃食道逆流症
Hb	hemoglobin	ヘモグロビン
Hct	hematocrit	ヘマトクリット
IVP	intravenous pyelography	経静脈的腎盂造影
KUB	kidney, ureter, bladder	
LD	lactate dehydrogenase	乳酸脱水素酵素
NGチューブ	nasogastric tube	経鼻胃管
NSAID	non-steroidal anti-inflammatory drugs	非ステロイド性抗炎症薬
PEIT	percutaneous ethanol injection therapy	経皮的エタノール注入療法
PPI	proton pump inhibitor	プロトンポンプ阻害薬
PT	prothrombin time	プロトロンビン時間
SBO	small-bowel obstruction	小腸閉塞
SF	sigmoidoscopy	S状結腸内視鏡
SLE	systemic lupus erythematosus	全身性エリテマトーデス
TAE	transcatheter arterial embolization	経カテーテル的動脈塞栓術
TBIL	total bilirubin	総ビリルビン
TCS	total colonoscopy	全大腸内視鏡
TTP	thrombotic thrombocytopenic purpura	血栓性血小板減少性紫斑病
γ-GT	gamma-glutamyl transferase	γ-グルタミン酸転移酵素

INDEX 索引

数字・記号

1次痛 …………………18
2次痛 …………………18
5-HT₃受容体阻害薬 138
5-HT₃受容体阻害薬の処方 …………………140
7つの要素 ……………27
α-クロルフェニラミンマレイン酸塩 …………57

欧　文

■ A〜D ■

abdominal apoplexy 192
air-fluid level ………96
AKA …………………190
BIL ……………………88
BUN/Cre比 …………86
Chilaiditi症候群 ……195
CT ……………………105
CT撮影基準 …………103
CT値 …………………122
D₂受容体阻害薬 …138
D₂受容体阻害薬による錐体外路症状の治療 139
D₂受容体阻害薬の処方 …………………139

■ F〜H ■

FFP …………………155
free air ……102, 109
GERD ………………160
H₁受容体阻害薬 …138
H₁受容体阻害薬の処方 …………………140
H₂受容体拮抗薬 …146
H₂受容体拮抗薬の処方 …………………146
Hb/Hct ………………85

■ L〜N ■

LD ……………………87
M₁受容体阻害薬 …138
M₁受容体阻害薬の処方 …………………139
microbubble ………109
NGチューブ …………149
niveau ………………96
nonresponder ………152
NSAID ………………135
NSAIDの処方 ………135

■ P〜V ■

PQRST ………………28
responder ……………152
transient responder 152
Vibrio vulnificus による急性腸炎 …………165

和　文

■ あ行 ■

アキネトン® …………139
アジスロマイシン水和物 …………………164
アセトアミノフェン
　…………………136, 185
アタラックス-P® ……140
アドレナリン　57, 154
アナフィラキシー・ショックの治療例 ……57
アナフラニール® ……147
アニサキス症 ………163
アミカシン硫酸塩　178
アミラーゼ ……………89
アルコール性ケトアシドーシス ……………190
アルコール摂取の削減 …………………175
アレルギー ……………31
アンピシリンナトリウム・スルバクタムナトリウム配合（2：1）
　……167, 172, 173
胃拡張 ………………116
胃食道逆流症 ………160
胃粘膜の肥大 ………107
イノバン® ……………154
イブプロフェン
　…………………135, 191
イリボー® ……………141
医療面接 ………………27
イレウス ………………165
インスリン ……………190
インデラル®　181, 182
右室梗塞以外の心原性ショックの治療例 …57

右室梗塞の治療例 …58
ウラジロガシエキス 176
ウロカルン® …………176
塩酸ミノサイクリン 165
塩酸モルヒネ ……181
塩酸モルヒネ® ……181
嘔吐のメカニズム 137
オキセサゼイン …161
オゼックス®
　…164, 177, 178, 189
オピオイド鎮痛薬 134
オメプラゾール
　…146, 160, 161, 162
オメプラール®
　…146, 160, 161, 162

■ か行 ■

解剖学 …………………12
ガスコン® …………145
ガスター®
　…57, 146, 160, 161
画像検査 ……………37
画像検査の適応 ……37
家族歴 …………………30
カテコラミン ……153
カテコラミンの使い分け例 …………………154
下部消化管穿孔 …169
下部消化管内視鏡 129
カロナール® 136, 185
カロナール®の処方 136
肝炎 …………………171
肝細胞癌 …………171
肝細胞癌破裂の血管造影術 …………………56
肝細胞癌破裂の腹部造影CT …………………55
肝胆膵系疾患 ……171
肝胆膵酵素 …………89

肝胆膵酵素の動向による胆管の閉塞部位の推測
　………………………88
浣腸による便秘薬の処方
　………………………142
鑑別診断 ……………26
関連痛 ………………18
既往歴 ………………28
基礎医学 ……………12
偽膜性大腸炎 ……164
急性胃炎 …………160
急性膵炎 …………173
急性大動脈解離 …181
急性虫垂炎 ………165
急性腸炎 …………163
急性腸間膜動脈虚血 182
急性疼痛 ……………18
急性疼痛の3つの分類
　………………………18
急性腹症へのアプローチ
　………………………52
強力ネオミノファーゲンシー® …………………171
虚血性大腸炎 ……122
虚血性腸炎 ………167
緊急外科手術適応となる非外傷性腹痛 ……67
緊急手術適応となる産科疾患 …………………63
緊急手術適応となる婦人科疾患 ……………64
筋性防御 ……………20
グリセリン® ………169
グリセリン®浣腸
　……………142, 169
グルカゴン …………134
グルカゴンG・ノボ® 134
クロミプラミン塩酸塩
　………………………147

経口による便秘薬の処方
　………………………142
憩室炎 ……… 120, 167
系統的身体診察 ……33
軽度内臓痛,重度内臓痛（疝痛）と体性痛の,身体所見と第1選択薬の例
　………………………20
痙攣性便秘 …………142
血液検査 ……………84
血管系疾患 ………181
月経困難症 ………185
血小板 ………………86
血小板濃厚液輸血 155
血糖 …………………87
下痢薬 ………………144
健胃薬 ………………145
原因不明の腹痛 ……91
検査 …………………35
現病歴 ………………27
高アミラーゼ血症 …89
抗うつ薬の処方 …147
交感神経系媒介痛 ……21
抗菌薬投与適応となる急性腸炎 …………163
抗菌薬の処方例 …166
抗コリン薬禁忌時処方
　………………………134
向精神薬 …………147
高齢者へのアプローチ
　………………………80
コスパノン® 172, 176
骨盤内炎症症候群 189

■ さ行 ■

採血 …………………36
産科疾患 ……………62
産科的腹痛の鑑別診断
　………………………62

酸化マグネシウム ………… 142, 169
酸化マグネシウム® …………… 142, 169
産婦人科系 ………185
産婦人科的アプローチ ………………………61
産婦人科歴 ………30
弛緩性便秘 ………143
子宮外妊娠破裂 …185
子宮筋腫 …………185
ジクロフェナクナトリウム ……… 176, 185
止瀉薬 ……………144
止瀉薬の処方 ……144
システム・レビュー 31
ジスロマック® ……164
脂肪濃度の上昇 …122
ジメチコン ………145
社会歴 ……………31
臭化チキジウム …134
出血性ショック …152
出血性ショックの治療反応の評価 …………152
出血性ショックの治療例 ………………………59
出血性ショックの輸液の処方 ……………152
出血性ショックを起こす急性腹症の鑑別診断 ……………………54
腫瘤 ………………100
消化管ガス駆除薬 145
消化管ガス駆除薬の処方 ………………………145
消化管系疾患 ……160
消化管蠕動改善薬 145
消化管蠕動改善薬の処方 ………………………145
消化管の発生 ………16

消化性潰瘍 ………161
消化性潰瘍薬 ……146
上腸間膜動脈閉塞症 119
小腸閉塞 …………96
小児へのアプローチ 79
上部消化管出血 …162
上部消化管穿孔 …162
上部消化管内視鏡 129
ショック ……………52
ショック以外の腹痛の輸液 ………………153
ショックの分類 ……52
ショックを伴う急性腹症 ………………………52
ショックを伴わない急性腹症 ………………59
自律神経の遠心路 …22
腎盂腎炎 …… 118, 178
侵害受容痛 …………21
神経障害痛 …………21
腎血管筋脂肪腫 …194
心原性ショック ……52
腎梗塞 ……………177
新鮮凍結血漿輸血 155
身体診察 …………32
診断 ………………40
心電図 ……………36
腎泌尿器系疾患 …176
診療のポイント ……24
膵炎 ………………114
水腎症 ……… 126, 176
ストロカイン® ……161
性行為感染症による急性腸炎 ……………164
精神科的アプローチ 78
精巣捻転 …………180
整腸薬 ……………144
整腸薬の処方 ……144
制吐薬 ……………137

生理学 ……………17
生理学的検査 ………36
赤血球濃厚液輸血 155
セフォタキシムナトリウム ……… 165, 178
セフォタックス® …………… 165, 178
セフカペンピボキシル酸塩水和物 ………167
セフジニル ………164
セフゾン® …………164
セフトリアキソンナトリウム水和物 164, 178
セフメタゾールナトリウム ………………162, 163, 166, 167, 189
セフメタゾン® ………………162, 163, 166, 167, 189
セレキノン® ………145
潜血 ………………92
総胆管結石 … 113, 173
疝痛 ………………19
鼠径ヘルニア ……191
ソセゴン® ……… 134, 172, 173, 176, 182, 186, 187
ソセゴン®の処方 …134
ソルデム® …………190

■ た行 ■

代謝・内分泌系疾患 190
帯状疱疹 …………191
体性痛 ……………18
体性痛（1次痛）と内臓痛（2次痛）の相違点 18
耐性乳酸菌 ………164
大腸閉塞 …………97
大動脈瘤 …………127
大網裂孔ヘルニア …71

大量輸液適応となる，出血性ショック以外のショックを伴う急性腹症 …………………58	ドパミン塩酸塩 …154	排卵痛 ……………65
	ドブタミン塩酸塩 …… 57, 154	バソプレシン ……162
	ドブトレックス® 57,154	白血球 ……………84
単純X線 …………38	トリメブチンマレイン酸塩 …………………145	白血球反応 ………93
単純X線写真 ……94	ドンペリドン …139	バラシクロビル塩酸塩 …………………191
胆石 ……………126		
胆石症 …………172	■ な行 ■	バルトレックス® …191
胆石胆囊炎 ……112	内科的腹痛の鑑別診断 …………………76	板状硬 ……………20
タンナルビン® ……144		ビオフェルミン® ……144
タンニン酸アルブミン …………………144	内視鏡 …………129	非交感神経媒介痛 …21
	内臓痛 ……………18	ピコスルファートナトリウム水和物 142, 169
胆囊炎 ……… 110, 172	ナウゼリン® ……139	
胆囊炎の画像診断基準 …………………111	ナゼア® …………141	非造影 …………118
	鉛中毒 …………195	ビタミン製剤 ……190
チアトン® …………134	尿 …………………36	否定しなければならない致死的，あるいは重症な疾患 …………41
チアトン®の処方 …134	尿管結石 ………106	
中間痛 ……………65	尿検査 ……………92	
虫垂炎 …………120	尿膜管囊胞 ……193	ピトレシン® ………162
虫垂炎の画像診断基準 …………………120	尿路結石 ………176	ヒドロキシジン塩酸塩 140
	妊娠 ……………185	ビフィズス菌 ……163
中枢痛 ……………21	妊娠の可能性のある女性の治療法 ……147	ビペリデン ……139
腸管壊死のモニター 168		非薬物療法 ……149
腸管拡張 ………117	妊娠反応 …………92	ファモチジン …57, 146, 160, 161
腸管の拡張 ………98	妊婦に投与可能な薬物 …………… 63, 148	
腸管の病変検索 …115		腹水 ……… 98, 108
腸腰筋ラインの消失 100	妊婦に投与禁忌の薬物 …………… 63, 148	腹水穿刺 ………150
治療 ………… 35, 43		腹水の性状の鑑別 122
鎮痙薬 ……… 46, 133	ネオラミン・スリーピー® …………………190	腹水の流れ ………12
鎮痛薬 ……… 44, 134		腹直筋血腫 ……193
低脂肪食の指導 …175	ノボリンR® ………190	腹痛診療で重要な関連痛 …………………21
低容量性ショック …52	ノルアドレナリン 59, 154	
糖質輸液用製剤 …190	ノルアドレナリン® ………… 59, 154	腹痛と高アミラーゼ血症の原因疾患 ………90
糖尿病性ケトアシドーシス …………………190		
	ノルアドレナリンの投与例 ………………59	腹部エコー … 38, 125
動脈血採血 ………36		腹部骨盤造影CTの撮影が望ましい所見 …103
特殊な腹痛のパターン 81		
トスフロキサシン酸トシル酸塩水和物 …164, 177, 178,189	■ は行 ■	腹部診察 …………33
	バイタル・サイン …32	腹部造影CT …………39
		腹部大動脈瘤 ……181

腹部大動脈瘤の修復術適応 …………………182
腹壁疾患 …………191
浮腫 ………………116
婦人科疾患 …………64
婦人科的腹痛の鑑別診断 …………………………64
ブスコパン® ……………133, 139, 172, 173, 176, 186
ブスコパン®の処方 133
ブチルスコポラミン臭化物 …133, 139, 172, 173, 176, 186
不適切分配性ショック …………………………52
フラジール®内服錠 164
プリンペラン® ……139
ブルフェン® 135, 191
プロトンポンプ阻害薬 …………………………146
プロトンポンプ阻害薬の処方 ……………146
プロプラノロール塩酸塩 …………… 181, 182
フロプロピオン ………… 172, 176
フロモックス® ……167
閉塞 ………………117
閉塞性ショック ……52
ベタメタゾン ………57
ヘパリンナトリウム ………… 177, 183
ヘパリンナトリウムN®注 ………… 177, 183
便CD反応 …………93
便検査 ………………92
ペンタゾシン ………134, 172, 173, 176, 182, 186, 187

便培養 ………………93
便秘 …………………95
便秘症 ……………169
便秘薬 ……………141
膀胱炎 ……………177
放散痛 ………………18
放射線科での単純X線写真撮影が禁忌の疾患 …………………………94
放射線科での単純X線写真撮影の適応 ……94
ボスミン® …… 57, 154
ポータブル単純X線写真撮影の適応 ………94
ポララミン® …………57
ボルタレン® 176, 185

■ ま行 ■

末梢神経系遠心路のシナプス ………………23
マネジメント ………47
麻薬性鎮痛薬 ……134
慢性膵炎 …………174
慢性疼痛 ……………18
慢性疼痛の分類 ……21
ミノサイクリン塩酸塩 …………………………189
ミノマイシン® ………… 165, 189
ムコスタ® …135, 160, 176, 186
メコバラミン ……191
メチコバール® ……191
メトクロプラミド 139
メトロニダゾール 164
メロペネム水和物 ………… 169, 182
メロペン® … 169, 182

■ や行 ■

薬物 ………………31
薬物療法 …………132
薬理学 ……………22
輸液 ………………151
輸液療法 …………151
輸血 ………………155
輸血量 ……………156
輸血療法 …………151
ユナシン-S® ……… 167, 172, 173

■ ら行 ■

ラキソベロン® ………… 142, 169
ラクトミン ………144
ラックビーR®微粒 164
ラックビー®微粒 …163
ラモセトロン塩酸塩 141
卵巣出血 …………186
卵巣捻転 …………186
硫酸アミカシン® …178
旅行者下痢症 ……164
リンデロン® …………57
レバミピド …135, 160, 176, 186
ロセフィン® 164, 178

■ **著者紹介**

田中 和豊（たなか かずとよ）
済生会福岡総合病院 臨床教育部長

プライマリ・ケアを体得するためにあえて，日本で外科系研修，アメリカで内科研修を受け，その後日本で救急医療に従事しました．現在では，福岡の臨床研修指定病院で理想的な初期臨床研修制度の構築と総合診療部創設を目標に活動しています．研修医教育と総合診療を希望する人材を募集しています．

著書
「問題解決型救急初期診療」「問題解決型救急初期検査」医学書院，
「臨床の力と総合の力―ジェネラリスト診療入門」（共著）CBR,
「Step By Step! 初期診療アプローチ」シリーズ ケアネットDVD

連載中：
「臨床医学航海術」週刊 医学界新聞，
「済生会福岡総合病院臨床教育部カンファレンス・リポート」別冊ERマガジン，CBR

思考過程と根拠がわかる 腹痛初期診療マニュアル
救急・プライマリケアでの鑑別診断と治療の鉄則

2009年7月25日 第1刷発行	著 者	田中和豊
	発行人	一戸裕子
	発行所	株式会社 羊土社
		〒101-0052
		東京都千代田区神田小川町2-5-1
	TEL	03（5282）1211
	FAX	03（5282）1212
	E-mail	eigyo@yodosha.co.jp
	URL	http://www.yodosha.co.jp/
	装 幀	竹田壮一朗
ISBN978-4-7581-0671-9	印刷所	株式会社三秀舎

本書の複写にかかる複製，上映，譲渡，公衆送信（送信可能化を含む）の各権利は（株）羊土社が管理の委託を受けています．

JCOPY <（社）出版者著作権管理機構 委託出版物>
本書の無断複写は著作権法上での例外を除き禁じられています．複写される場合は，そのつど事前に，（社）出版者著作権管理機構（TEL 03-3513-6969, FAX 03-3513-6979, e-mail：info@jcopy.or.jp）の許諾を得てください．

プライマリケアと救急を中心とした総合誌

レジデントノート

月刊誌：毎月1日発行
B5判　定価（本体2,000円+税）

年間購読料　年間12冊
年間購読は随時受付
定価（本体24,000円+税）

医療現場での実践に役立つ研修医のための必読誌!

初期研修医から指導医まで，
日常診療を徹底サポートします！

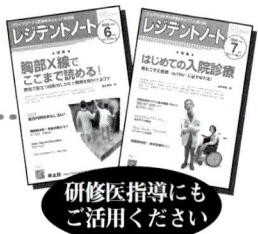

研修医指導にも
ご活用ください

特徴

❶ 医師となって最初に必要となる"**基本**"や"**困ること**"をとりあげ，ていねいに解説！

❷ **画像診断，手技，薬の使い方**など，すぐに使える内容！日常の疑問を解決できます

❸ 先輩の経験や進路選択に役立つ情報も読める！

大好評！チェックシートで重要事項をすぐ確認できる！

研修チェックノートシリーズ

消化器内科
研修
チェックノート

◆ 研修医が経験すべき疾患の診察・手技・薬剤を凝縮！
◆ チェックシートで重要事項をすぐ確認できる！
◆ 書き込むことで自分だけの研修ノートができあがる！
◆ ポケットサイズでいつでもどこでも確認できる！

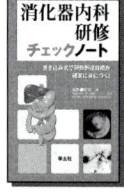

好評発売中！

麻酔科研修チェックノート 改訂第2版
書き込み式で研修到達目標が確実に身につく！
著／讃岐美智義
□定価（本体3,200円+税）□ISBN 978-4-7581-0568-2

循環器内科研修チェックノート
書き込み式で研修到達目標が確実に身につく！
編／並木 温
□定価（本体3,600円+税）□ISBN 978-4-7581-0569-9

消化器内科研修チェックノート
書き込み式で研修到達目標が確実に身につく！
編／柴田 実
□定価（本体3,800円+税）□ISBN 978-4-7581-0570-5

外科研修チェックノート
書き込み式で研修到達目標が確実に身につく！
編／小西文雄，安達秀雄，Alan Lefor
□定価（本体3,600円+税）□ISBN 978-4-7581-0571-2

発行　**羊土社**

〒101-0052
東京都千代田区神田小川町2-5-1
TEL 03(5282)1211
E-mail: eigyo@yodosha.co.jp

ご注文は最寄りの書店，または小社営業部まで

FAX 03(5282)1212
URL:http://www.yodosha.co.jp/

画像診断・検査のオススメ書籍

経過でみる
救急・ICU画像診断マニュアル
救急対応に活かす実践的画像診断とフォローアップ撮影のポイント

編／清水敬樹

救急・ICUの治療方針決定に活かす画像撮影・読影のマニュアル．
1症例ごとに経時的な画像4枚と解説が見開きでわかる！

■ 定価（本体 5,500円＋税）　■ B5判　■ 269頁　■ ISBN978-4-7581-0620-7

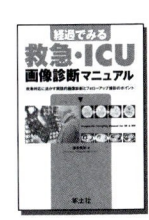

できる！画像診断入門シリーズ
腹部・骨盤部画像診断の
ここが鑑別ポイント

監／土屋一洋　編／桑鶴良平

鑑別すべき疾患画像を並べて比較できるからポイントが一目
瞭然．まず押さえておきたい症例画像を網羅．

■ 定価（本体 4,800円＋税）　■ B5判　■ 222頁　■ ISBN978-4-7581-0769-3

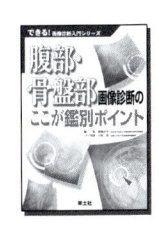

ビジュアル基本手技シリーズ
写真とシェーマでみえる！腹部エコー
適切な診断のための走査と描出のコツ

編／住野泰清

豊富な写真と対比させたシェーマで画像の見方と走査のテク
ニックが身に付く！超音波ガイド下穿刺や造影超音波も掲載．

■ 定価（本体 5,400円＋税）　■ A4判　■ 223頁　■ ISBN978-4-89706-335-5

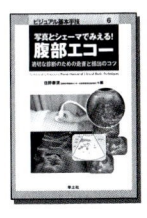

みてわかる臨床力アップシリーズ
診察・検査

監／名郷直樹
編／小谷和彦，朝井靖彦，南郷栄秀，尾藤誠司

各科専門医が使う診察・検査のテクニックが一冊に！医療面
接から造影検査まで，より適切な処置のアドバイスが充実！

■ 定価（本体 5,600円＋税）　■ B5判　■ 279頁　■ ISBN978-4-7581-0772-3

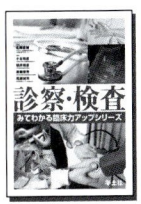

発行　羊土社

〒101-0052
東京都千代田区神田小川町2-5-1
TEL 03(5282)1211
E-mail:eigyo@yodosha.co.jp

FAX 03(5282)1212
URL:http://www.yodosha.co.jp/

ご注文は最寄りの書店，または小社営業部まで

救急・プライマリケアで役立つ書籍

救急外来「まさか!」の症例53
日常にひそむ思考の落とし穴と診断のポイント

編/千代孝夫

救急で起こりうる誤診の原因と正診に至るキッカケを,実際の症例を通して徹底解説!鑑別過程で覚えておくべき教訓が満載で,見逃さないために必須の診断力が身につく!

■ 定価(本体4,200円+税) ■ B5判 ■ 277頁 ■ ISBN978-4-7581-0649-8

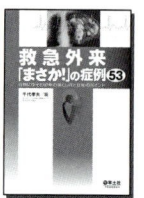

Dr. 寺沢流 救急診療の極意
自信がわき出る人気講義録

著/寺沢秀一 執筆協力/林 寛之

北米型ERを日本に導入,普及させた達人による評判の講義を単行本化!豊富な事例,臨場感たっぷりの口調,ポイントを絞った明快な解説で,役立つ技と心得が身につく!

■ 定価(本体2,900円+税) ■ A5判 ■ 252頁 ■ ISBN978-4-7581-0647-4

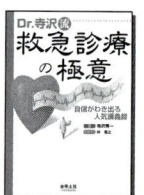

レジデントノート Vol.11 増刊
輸液療法パーフェクト

編/飯野靖彦

基本的な考え方から病態別の輸液の実際,最近のトピックまでを網羅した輸液療法の実践テキスト決定版.この1冊で輸液ができる!

■ 定価(本体3,800円+税) ■ B5判 ■ 253頁 ■ ISBN978-4-7581-0483-8

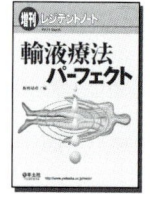

治療薬・治療指針
ポケットマニュアル

読者の声を活かし,毎年改訂!

監/梶井英治 編/小谷和彦,朝井靖彦

「薬の上手な使い方は?」「絶対してはいけないことは?」救急から外来・病棟まで,必要な情報をその場ですぐ確認できるコンパクトなマニュアル.各科疾患ごとの診療のコツがよくわかる!

■ 定価(本体3,800円+税) ■ A6変型判 ■ 879頁 ■ ISBN978-4-7581-0901-7

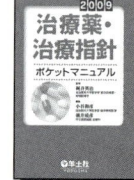

発行 **羊土社**

〒101-0052
東京都千代田区神田小川町2-5-1
TEL 03(5282)1211
E-mail: eigyo@yodosha.co.jp
FAX 03(5282)1212
URL: http://www.yodosha.co.jp/

ご注文は最寄りの書店,または小社営業部まで